外食もお酒もやめたくない人の「せめてこれだけ」食事術

食生活ジャーナリスト
佐藤達夫

ウェッジ

はじめに

健康は目的ではなく手段である。

「健康のためなら死んでもいい」などというジョークがあるが、もちろん、そんなことはない。ましてや、毎日、仕事・趣味・生活と忙しく過ごしているビジネスパーソンは、手段（健康）を目的（たとえば仕事）よりも優先させることはない。

しかし、**生活習慣がその人の健康状態に大きな影響を与え、人生をも左右する**要素であることは、多くの研究から明らかである。この科学的事実を軽視して、健康（手段）を害してしまっては、仕事（目的）を達成することができなくなる。

悩ましいところ……。

健康診断などでひっかかる項目が発見されると、担当の医師や管理栄養士から数多くの健康情報が提供され、生活指導を受けることになる。それらは基本的には正しいのだが、実践は難しい。しかし、予防法がわかっているにもかかわらずそれを放置して、みすみす健康を害したくはない――この本は、そんな人のためのガイドだ。

「残業が続いて外食ばかりで心配」

「お酒はやめたくないけど肝臓が気になる」

「体重を落としたいのにダイエットに成功したためしがない」

「野菜不足だとは思うけど、なかなか野菜を食べられない」

「コンビニでいつも同じ弁当ばかり買ってしまうけど大丈夫だろうか」

等々の悩みに、実践可能な方法でお応えする。


第1章では、「せめてこれだけ」の神髄に触れていただく。

「バランスのいい食事とはどういう物か」「野菜を食べると健康になれるのか」「残業中の食事はどうすればいいか」「間食は太るのか」など、ビジネスパーソンが勘違いしやすい（勘違いしている）7つの健康情報について、その信憑性を探り、健康のために最低限なすべき対処法を紹介する。

第2章では、外食の利用法やコンビニ食品の選び方を紹介する。

ビジネスパーソンにとって、外食をしないあるいはコンビニを利用しない生活は考えられない。でも、外食やコンビニを利用したからといって、必ずしも健康を崩してしまうわけではない。

第3章では、「禁酒・断酒」以外の、お酒との健康的付き合い方を伝授。

ビジネスパーソンの「食生活上での最大の悩み」はお酒ではないだろうか。お酒は食事をおいしくするし、お付き合いもあるし、何より楽しい。でも飲み過ぎが健康に悪いこともわかっている。そこで、どうするか？

第4章では、今度こそダイエットに失敗しないために、「正しくて簡単な」ダイエット情報をお伝えする。

一時、「自分の体重を管理できないような人間は仕事の管理もまともにできない」などという風潮が、話題になったことがあった。今はそれほどではないが、体重や体型をキチンとしたいというビジネスパーソンが少なくない。ただし、これほどフェイク情報が多い分野もない。

仕上げとして、ビジネスパーソンにとって最低限の「せめこれ」食事術が身に付いたら、**第5章で、業務パフォーマンスを「もう一歩上げる」ための「チョイ上」の生活術をマスターしていただく。**とはいっても、それほど難しい内容ではないので、充分にチャレンジ可能なはず。ライバル（？）に差をつける健康情報！

右に各章の内容を簡単に紹介したが、順番に読む必要はない。読者の「興味のある章」「気になるLesson」があれば、そこから（そこだけ？）読んでもらってかまわない。関連の深い内容については（○ページ参照）と示してあるので、それを充分に活用していただきたい。

ただし、ここに書いてあることを実践しさえすれば「理想的な健康が手に入る」というわけではない。多忙なビジネスパーソンであっても、できるだけ健康でいるための「せめてこれだけ」情報を書いたつもりである。**方法はきわめて簡便**ではあっても、その**内容には科学的根拠がある**こと、あるいは**多くの専門家が推奨する**ことに限って紹介してある。

もちろん、すべてを実行せよというのではなく、この中から「自分の生活に取り入れられること」「比較的たやすく実行できること」があったら、1つでも2つでもいいからトライしてほしい。あなたの健康状態が少しでもよくなり、生活が改善し、わずかでもビジネスの役に立つことを願ってやまない。

この本は規則正しく・理想に近い食生活を実行できないビジネスパーソンを対象にして執筆した。しかしこの情報はビジネスパーソン以外の人にも役立つはず。たとえば、今までは（長い間）家庭で料理を手作りしてきたが、年齢などの制限も出てきてなかなかそれがかなわなくなった中高年。様々な事情で、ここへきて一人暮らしを余儀なくされている高齢者。つまり、若いビジネスパーソンと同様に、もしかしたらそれ以上に、外食の機会が増えたり、コンビニやデパ地下で惣菜を買う機会が増えたりしている人たちの参考にもなるはずだ。

ビジネスパーソンが読んで「役に立つ」と感じたら、ご自分の親世代の人たちにぜひすすめてほしい。必ず喜ばれると確信している。

※この本は「健康なビジネスパーソン」を想定して執筆してあります。現在すでに疾病をお持ちの人は主治医の指示に従ってください。また、体調の悪い人は専門医（家庭医）を受診されることをおすすめします。

Contents

第2章

外食でもこんなに健康に！栄養バランスを整える食事のコツ

食べ方1つで外食を健康的にするマル秘テクニック

第3章

お酒をやめたくない人のための「正しい」飲み方

お酒に強い人も弱い人も知っておきたい誤解だらけの「お酒との付き合い方」

第4章

気になる体重・体脂肪！忙しいビジネスパーソンのための簡単ダイエット

無理なく続けて健康になるための減量の極意

第5章

食のフェイク情報に踊らされない「ワンランク上」の健康管理術

「正確な情報収集」と「堅実な実践」で身に付けたい食習慣

Lesson 4

※数字の【注】（★1、★2など）については「参考図書・参考資料」（222～223ジペー）にまとめて記載しています。
アルファベットの【注】（★A、★Bなど）については各Lessonの最後に記載しています。

第1章

忙しいからこその「せめてこれだけ」食事術

「今よりちょっとだけ」
健康的な生活を送るための
7つの基本

lesson 1

「バランスよく」「適量に」こそ食事の基本

「何をどれだけ食べればいいか」一般人にはわかりづらい国の基準

ビジネスパーソンであろうが、成長期の児童・生徒であろうが、中高年であろうが、お年寄りであろうが、健康にいい食習慣の基本に大きな違いはない。一口でいえば

「バランスよく」「適量」を食べればいいのだ。しごく単純である。ただし、単純ではあってもけっして簡単ではない。最初に「バランスよく」「適量に」食べる方法を考えてみよう。

まず「バランスよく」に関してはエビデンス（科学的証拠）に基づいたデータが示されている。それは『日本人の食事摂取基準』（厚生労働省）で、最新版として２０２０年版が出ている。時間と興味のある人は一度見ていただきたいのだが、料理でも食材でもなく**栄養素で示されている**ために、専門家でなくては理解ができない。

食事摂取基準を栄養素ではなく料理段階にまで落とし込んだガイドが、２００５年に厚生労働省と農林水産省が（文部科学省の協力も得て）作成したコマ型の『食事バランスガイド』（次ページ図１－１）だ。このガイドには「一日に何をどれだけ食べればいいか」が**料理のイラストで示されている**。食事摂取基準よりもはるかに具体的になってはいるが、使いこなすのは、やはり、難しい。

「何を＝質」はかろうじて理解できても、「どれだけ＝量」がわかりづらい。「食パン１枚」や「ロールパン２個」などはわかりやすいかもしれないが、「野菜サラダ」や「野

出典・厚生労働省

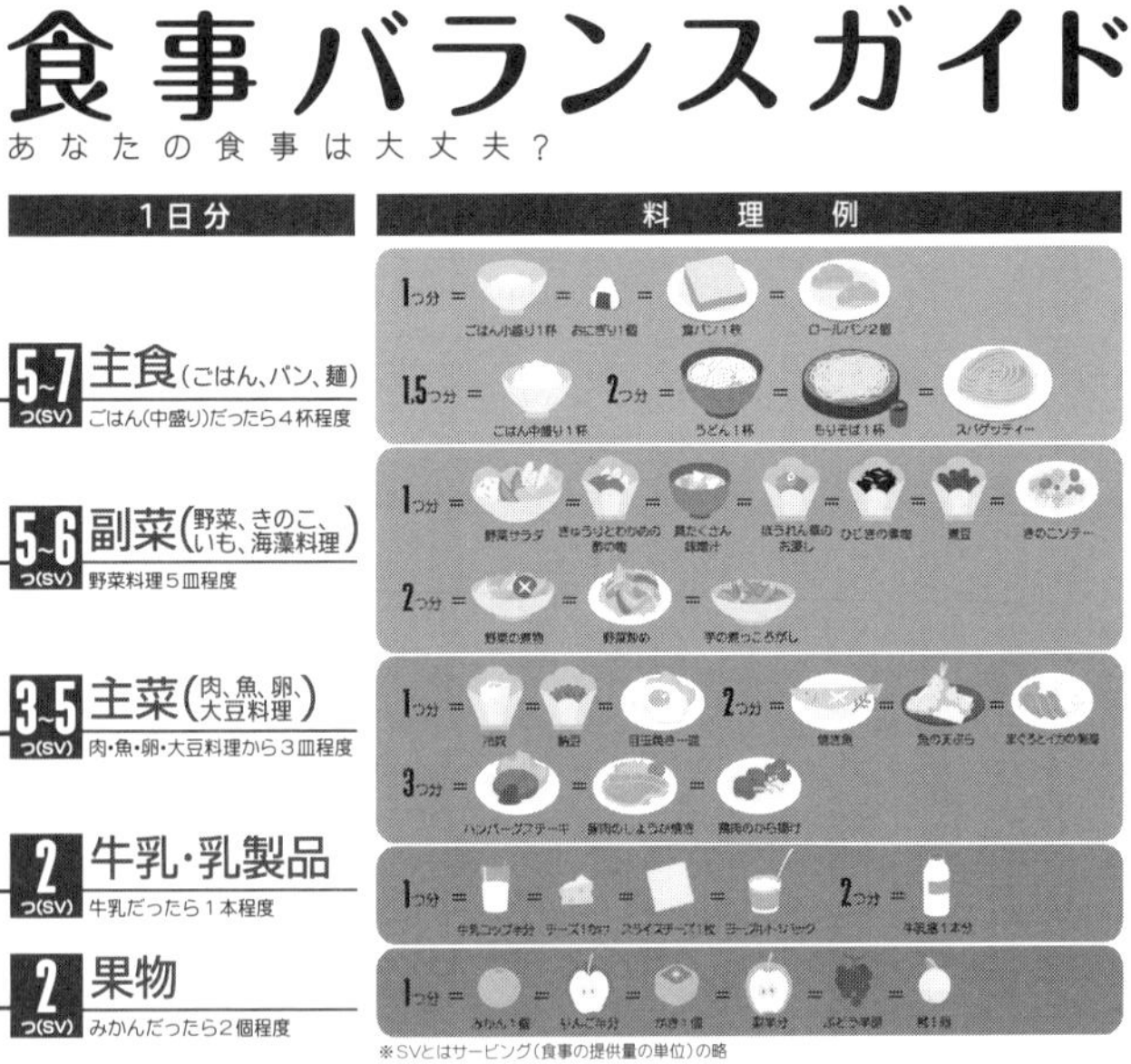

※SVとはサービング（食事の提供量の単位）の略

菜の煮物」をどれぐらいの量食べればよいのかは、このイラストからはよくわからない。

小中学校の食育授業などで九九《くく》のように覚え込ませてしまうか、「守らないと致命的な病気になってしまいますよ」と脅された中高年が必死で覚えるか、でしか身に付かないのではなかろうか。日常業務に忙しいビジネスパーソンにはハードルが高い。

図1-1　食事バランスガイド

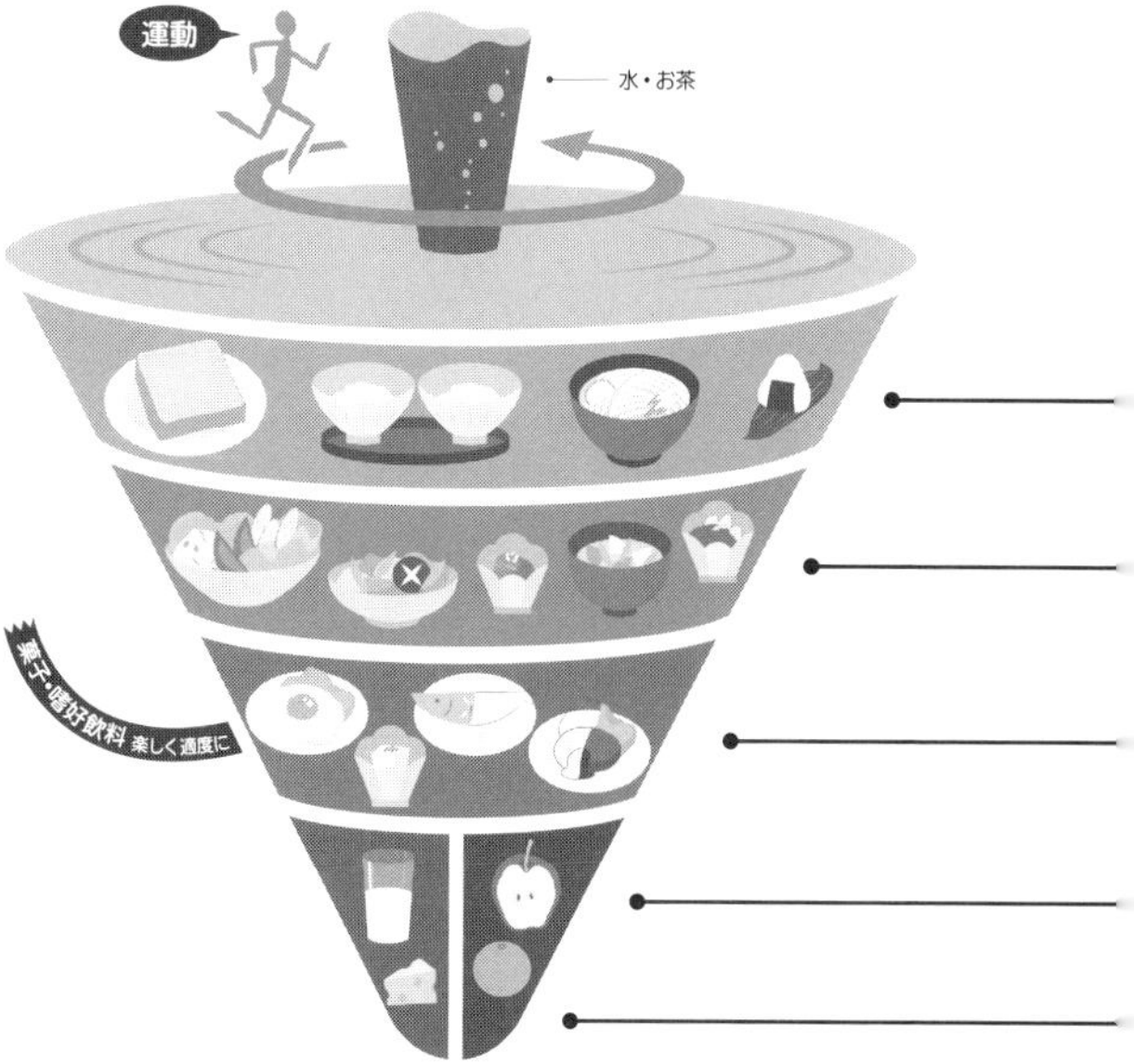

食材を数えるだけ！　まずは「一日30食品」から

では、そんなことをしているヒマが（やる気も）ないビジネスパーソンが**バランスのよい食事**をとるためにはどうすればいいのか……。私がすすめるのは**「一日30食品」を食べる**方法だ。

これはまったく根拠のない食事法ではない。2005年に『食事バランスガイド』が発表されるまで、厚生労働省が「健康に長生きするための食事法」として推奨していた方法である。年配のビジネスパーソンなら聞いたことがあるはず。

その日食べた「食材」を、1つ、2つ、3つ……と数え上げていけばいい。小学生以上ならだれにでもできる方法だ。もちろん多少の数え間違いなど気にしなくていい。いたって簡単で有効な食事法だと、私は今でも思っている。

なぜこれが『食事バランスガイド』に取って代わられたのか？　基本的にはエビデンスがイマイチだったこと。つまり「一日30食品」を食べる方法よりも『食事バランスガイド』による食事法のほうが、たしかであるという科学的根拠が揃ったということ。

ただし、絵に描いた餅よりも小さなきびだんごのほうが腹の足しになるように、実行不可能な『食事バランスガイド』よりも、多少は実行可能性のある「一日30食品法」のほうが、ビジネスパーソンにとっては有益であると、私は考える。

「一日30食品法」の神髄は食材の数にあるのではない。**できるだけ多種類の食材を食べる**という点にある。多種類の食材を食べるほうが、同じ食材を食べ続けるよりも摂取する栄養素の数が増えるので、栄養素バランスがとりやすくなる。これを心がけよう。やってみるとわかるが、食材の数を増やすためには、野菜の種類を増やすしかテがない。「肉で4種類」とか「魚で5種類」とは至難の業。結果的に「多種類の野菜を食べよう」という提案になる。

ただし、「一日30食品法」を実行すれば健康になれる！　などと早合点しないでもらいたい。これは、『日本人の食事摂取基準2020』や『食事バランスガイド』を実行することができない人の「次善の策」「次々善の策」である。大きな効果を期待できるわけではないが、何もやらないよりはずっといい、という程度であると自覚してほしい。

食事の量が「適量」かどうかは体重計に教えてもらう

次は「適量」を知る方法だ。体重コントロールをしたいとは思っていても、今、自分が食べている量が適正なのかどうかはなかなかわからない。そして、仮に「多い」

のだとしたら、では、どのくらい減らせばいいのかを知りたくなるだろう。

栄養バランスの偏りのほうは、「最近、肉ばっかり食べている」「野菜が足りないかもしれない」「ラーメン屋に通い続けている」「揚げ物に飽きてきた」という感覚から、何となく自覚できる。しかし、自分の食事の摂取カロリー【26ページ★A】が**適量かどうかを知ること**はけっこう難しい。

自分の食事量が適量かどうかを判断するためには、摂取量とほぼ同じくらい重要な要素がある。それはあなたの消費カロリー量だ。人はそれぞれ消費カロリー量が異なる。仮に摂取カロリー量が同じであっても、消費カロリー量が少なければ、その人の体重は増える。

つまり適正量を知るためには、摂取カロリー量と消費カロリー量の両方（カロリーの出納《すいとう》という）を正確に知らねばならない。こんなことはビジネスパーソンには不可能といえよう（これは、じつは、管理栄養士や医師にとっても不可能に近いことである）。それでは適正量を知るすべがないではないか！　と、若干いらつき気味のあなたへ。

図1-2　BMIを求める計算式

BMI(体格指数)＝体重(kg)÷身長(m)÷身長(m)

自分の食事量が、カロリー出納の見地から見て適正であるかどうかを知る、簡単な方法がある。栄養計算やカロリー計算などはまったく不要。それは**体重計に教えてもらう**方法だ。

まずは自分の現在の**ＢＭＩ**（体格指数）を計算する。将来にわたる健康状態を考慮して、成人（18歳〜49歳）の理想的なＢＭＩは18・5〜24・9とされている。**ＢＭＩが25以上であれば食べ過ぎ**（か飲み過ぎあるいは運動不足）だ。

また、現在はＢＭＩがこの範囲内（18・5〜24・9）ではあっても、（増やしたくないのに）少しずつ増えている人も食べ過ぎである。いくら栄養計算をきちんとしていようが、著名人が「やせた」と吹聴しているダイエット法を実践していようが、基本的に食べ過ぎであることに変わりはない。

さて、体重計が**食べ過ぎであること**を示していたらどうするかだが、その場合は、食べ物か飲み物（あるいはその両方）を減らすしかテはない！　では、何を減らせばいいのか？　それは第4章で紹介する。

【★A】健康情報や料理情報の中で「カロリー」と呼ばれているのは正確にいうと「エネルギー」のこと。カロリーというのは「エネルギーの単位」。言い換えれば「重さ」と「キログラム」の関係に当たる（重さの単位がキログラム）。しかし現在、世間一般には「エネルギー」よりも「カロリー」のほうが多く使われているため、この本では「カロリー」という表現に統一した。

lesson 2

「野菜をたくさん食べれば健康になれる」という勘違い

野菜をたくさん食べるべき「本当の理由」

世をあげて野菜ブームである。極端にいえば、老いも若きも・男も女も「いかにして野菜をたくさん食べようか」と苦心している。

はたして**野菜は本当に健康にいいの**

だろうか。

最初に**野菜の栄養的価値**を確認しておこう。テレビなどでは食材として野菜が登場すると、出演者（タレント・アナウンサー・料理研究家、ときには栄養士や医師までも）が「野菜たっぷりなのでヘルシーですよ」などと発言することがきわめて多い。しかし、これは勘違いである。少なくとも、野菜を食べれば（だれでも）健康になれるという保証はない。

それどころか、野菜ばっかりの食生活では「健康で長寿」は望めない。たとえば、アフリカや南アメリカや東南アジアには、ほぼ毎日、野菜と穀物だけを食べて暮らしている子どもたち（子どもだけに限らない）が大勢いる。その子たちは健康でもなければ長寿でもない。健康長寿にはタンパク質（とりわけ動物性タンパク質）や適度な量の脂肪などが不可欠である。彼ら（彼女ら）にとってはタンパク質や脂肪こそがヘルシーな食材なのであり、野菜はヘルシーでも何でもない。

ビジネスパーソンは**野菜を食べてさえいれば健康になれるなどという勘違い**をしないことが、まず肝要。動物性脂肪やアルコールや糖類を過剰に食べている現代人は、野菜不足のために栄養素バランスが偏ってしまうので、バランス上「野菜をたくさん食べましょう」というだけの話である。

「野菜一日350グラム」に科学的根拠はない

カタイ話になって恐縮だが、ビジネスパーソンの皆さんは、厚生労働省が「健康のためには一日350グラム以上の野菜を食べましょう」といっているのをご存じだろうか？　なんとなく聞いたことのある人でも「350グラム」という数値がどこからきているかは、おそらく知らないだろう。それもそのはず、「野菜一日350グラム」にはたしかな根拠がないからだ。

たとえば、一日に「野菜350グラム以上食べるグループ」と「350グラム未満のグループ」を作り、長期間その食生活を続けてもらう。そして10年後あるいは20年後に「350グラム以上食べていたグループ」の人が健康で、「350グラム未満」の人が不健康になった、という証拠があれば、「野菜を一日350グラム以上食べれば健康になれる」といえる。しかし、そういうデータは、日本には（世界にも）1つもない。そのため「野菜350グラムを食べれば健康になれる」という根拠にはならない。

「野菜350グラム」の栄養素をとり入れればいいわけではない

ただし、「健康で長生きしている日本人」の食事内容を調べたら「一日に野菜を約300グラム以上食べていた」という調査はある。現在、日本人の野菜の摂取量は一日に平均290グラムくらいなので、「もう少し野菜を多く食べましょう。できれば350グラムくらい」という目標が設定されている。

また（これはアメリカの調査だが）野菜と果物を合わせて400グラム以上食べた女性のほうが、それ未満の女性よりも健康だった、という研究もある。アメリカは、栄養上、野菜と果物を分けては考えないが、日本では野菜と果物をかなり明確に分けてある。そのうえ、日本では果物の摂取量がかなり少ないため「野菜で350グラム

図1-3　厚生労働省がすすめる野菜と果物の一日の摂取目安量

- **野菜　350グラム**（そのうち緑黄色野菜　120グラム以上）**以上**
- **果物　200グラム以上**

以上を摂取」しないと、この「アメリカの研究結果」を生かすことができない。その点からも「健康のために野菜を一日に350グラム以上食べよう」という目標が設定されている。

これらの研究からも推察できるように、健康のためには「野菜350グラムに含まれる栄養素」を体内にとり入れればいい、というわけではない。野菜（と果物）をたくさん（数値でいえば、日本人ならばだいたい350グラム以上）食べることが健康にいいらしい、ということがわかっているだけなのだ。

「野菜350グラム分の栄養素を摂取すれば健康になれる」という科学的事実はないので、野菜350グラム入りのジュースを飲めば健康になれるという保証もない。

「野菜ジュースが不健康を招く」という〝罠〟

「野菜をたくさん食べる」という行為（とりわけ食習慣）には、野菜の栄養素を摂取できるということ以外に、さまざまな要素が含まれる。たとえば、野菜をたくさん食べる人は（その分だけ）主食の食べ過ぎになってないかもしれない。たとえば、脂肪やタンパク質の過剰摂取になってないかもしれない。結果的に「栄養バランスがいい人」なのかもしれない。

さらにいえば、このご時世に「野菜をたくさん食べている」という人は、食事以外でも健康に気を付けている人なのかもしれない。運動もしっかりやっている人なのかもしれない。それらの総合的な習慣が、その人を健康にしているという可能性もある。**野菜に含まれる栄養素だけの影響ではない**かもしれないのだ。

この点を理解しないで「野菜ジュースさえ飲めば健康問題は解決する」と思ってはならない。

ただし「野菜ジュースは健康的に何の役にも立たない」というわけではない。普段健康的な食生活を心がけている人が、たまたまその日は野菜不足になるからという理由で野菜ジュースを（補助的に）飲用する、ということであれば、きわめて有効な使い方（食べ方）になるであろう。甘味飲料や炭酸飲料、ましてやアルコール飲料を飲むよりははるかに健康的ではある。

しかし、多くの人は逆になる。どういうことかというと「野菜ジュースを飲んだから（飲んでいるから）野菜を食べなくてもいい」となる。さらには「健康を考えた食生活などしなくてもすむように、とりあえず野菜ジュースを飲んでおく」という人さえいる。これではまさしく逆効果で、野菜ジュースを飲むこと（青汁などでも同じこと）が不健康を招くことにさえなりかねない。

これは、忙しいビジネスパーソンこそが陥りやすい〝落とし穴〟なので、充分に気を付けたい。

lesson 3

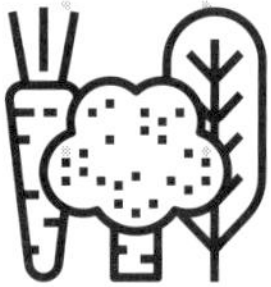

「生野菜vs加熱野菜」健康にいいのはどっち？

「ビタミンC」と「食物繊維」は野菜以外からはとりづらい

27ページでは「野菜を食べるという食習慣」の重要性を書いた。かといって「野菜の栄養成分は重要ではない」ということではない。「食べ物と健康」の話をする場合は、つねに**栄養**と**食習慣**という2つの側面からとらえなければならないということだ（さらには、この本では触れることが少ないが、3つ目として**食文化**の側面も忘れてはならない）。というわけで、ここではまず野菜の栄養素の話をしてみよう。

ビジネスパーソンは**野菜に期待する栄養成分**といえば何を思い浮かべるだろうか？「期待などしてない」という人がいたら、「野菜に含まれる栄養素って何？」と言い換えてもよい。多くの人はビタミン類やミネラル類と答えるだろう。もう少し知識（興味）のある人なら「それに加えて食物繊維」というかもしれない。

正解！　野菜（や果物）にはビタミン類やミネラル類、そして食物繊維が豊富に含まれる。野菜をたくさん食べれば、ビタミン類・ミネラル類・食物繊維などが摂取できる。

しかし、意外に思うかもしれないが、ビタミン類やミネラル類の多くは、野菜だけにではなく、他の食品（肉類や魚類や穀類等々）にもけっこう含まれている。では、他の食品にはあまり（ほとんど）含まれてはおらず、野菜から摂取しなければならない栄養成分というのは何になるだろうか？　それはビタミンCと食物繊維だ。

このうちビタミンCは、多くの日本人では（つまり、成人の平均値で見ると）不足してない栄養成分である。野菜（や芋類）をあまり食べない20歳から49歳では「摂取量」が「必要量」を少し下回っているのだが、そのために健康を害するほどではない。とすると、現代日本人が、栄養的に、野菜に期待する成分というのは食物繊維だと考えてよいだろう。

「たくさん」食べられるのは加熱野菜

27ページでは健康長寿のために「野菜をたくさん食べよう」、そして「その目安が３５０グラム」であることをお伝えした。この目安となる**野菜の摂取量が重量で示されている**点に注目してほしい。「何皿以上」でもなく「何カロリー以上」でもなく、「３５０グラム以上」なのである。野菜を一日に何皿以上食べれば健康になれるとか、何カロリー以上を食べれば健康になれる、とかいうデータは日本にはない。健康のためには一日に野菜３５０グラム以上を食べるのがいいらしいという研究があるだけだ。つ

図1-4　「重い」野菜・「軽い」野菜

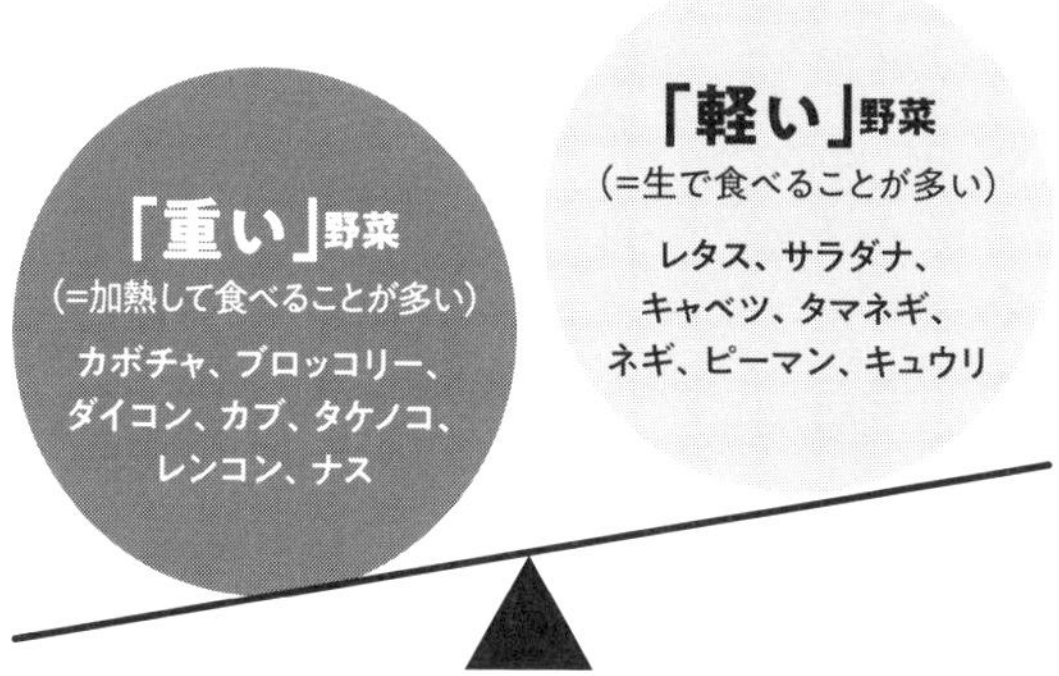

野菜をたくさん食べようとするなら加熱するほうがいい

まり、どんな野菜でもいいし、どんな食べ方でもかまわない。

ただし、重量なので〝重さ〟を稼がなくてはならない。当たり前の話になるが、重さを稼ぐためには「1食で口に入る量が重い野菜」を食べるのが手っ取り早い。

代表的なのは、カボチャとブロッコリー、次にはダイコンやカブ、そしてタケノコやレンコンが続く。トマトやナスも忘れてはならない。

一方で、重量が軽い（あるいは1回に食べる量が少ない）野菜というと何になるだろうか。レタスやサラダナやキャベツなどの葉物はこちらに入る。タマネギ、ネギ、ピーマン、キュウリなどもこちらに含まれるだろう。葉物で1回に食べる量が多いのはホウレンソウとハクサイくらいだろうか。

お気付きの人もあろうかと思うが、「重い」ほうに分類される野菜は、普通は加熱して食べることが多い物ばかりだ。例外はトマトくらいか。逆に「軽い」ほうに分類される野菜は、普通はサラダなど生で食べる物に多い。

手間はかかるが加熱野菜はメリットだらけ

この現象を、食材のほうからではなく食べ方のほうから見ると**野菜をたくさん食べようとするなら生よりも加熱するほうがいい**という法則に結びつく。加熱野菜のほうがたくさん食べられるので、「一日350グラム」という目標をクリアしようとしたら加熱野菜料理を食べる機会を増やす方法が手っ取り早い。

ただし、生野菜料理に比べて、加熱野菜料理はひと手間かかる。自分で調理するときは面倒だし、外食なら価格がその分だけ高めに設定される。つまり加熱料理は「食べにくい」要素が加わってくる。それを「わざわざ食べる」という点で「自分は健康に気を付けて食事をしている」という意識が働く。このこともその人の食習慣によい影響を与えることになるのではないだろうか。

栄養的見地からも加熱野菜にはメリットがある。厚労省は「一日350グラム以上の野菜摂取」を目標としてあげてあるが、それに加えて「そのうち120グラム以上を緑黄色野菜で」という目標も掲げている。緑黄色野菜というのは、文字通り、緑色（ホウレンソウ、ブロッコリー、ニラ等々）や黄色（カボチャ、ニンジン等々）の野菜のことだが、こちらの目標はさらにクリアが難しい。

しかし、積極的に加熱野菜を食べるようにすれば何とかこの目標をクリアできる。その証拠に（?）、野菜の目標摂取を厳しく定めてあることの多い学校給食や病院給食では、カボチャやブロッコリーやニンジンが頻繁に登場する。逆にいえば、カボチャ・ブロッコリー・ニンジン抜きでは、集団給食は成り立たないといってよいだろう。

加熱すると栄養的に気になることがあるだろう。それは「調理過程で栄養素が少なくならないのか？」という心配だ。もちろん調理によって失われる栄養素はある。最も気になるのは水溶性（水に溶け出る性質）のビタミン類（その代表がビタミンC）などだ。

しかし、前述したように、日本人は多くのビタミン類やミネラル類を野菜以外からも摂取しているし、ビタミンCは不足する心配があまりない栄養素だ。一方で不足しがちな栄養成分である食物繊維は、調理では壊れたり流出したりすることがほとんどない栄養成分である。むしろ、調理することによって「100グラムあたりの含有量」は増える傾向にある（水分が少なくなるため）。

というわけで、摂取量から見ても食習慣から見ても栄養素的に見ても、加熱野菜のほうが健康的に好ましいということになる。

lesson 4

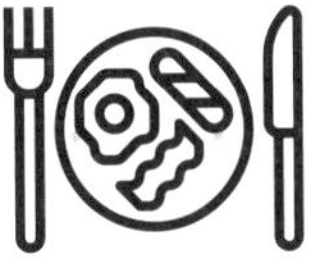

朝食をとらずに会社に行くのがダメな理由

栄養学的には「朝食が最も充実している」のが理想

健康のためには規則正しい生活習慣が基本となる。そして、**規則正しい生活習慣は規則正しい朝食の摂取からスタート**する。私たちの体内には、身体機能がほぼ24時間のリズムで動くようにコントロールするための時計＝**体内時計**が備わっている。朝、太陽の光を浴びることと朝食を食べることで、この体内時計がスタートすると考えられている。

そのため、毎日決まった時間に朝ご飯を食べることは健康生活の基本中の基本となる。にもかかわらず、日本人男性の朝食欠食率は約15％、女性のそれは約10％もある。とりわけ20代から40代男性では約3人に1人がまともな朝食を食べていない【223ページ★1】。働き盛りのビジネスパーソンがこういう状況では、健康的な生活どころか、本来持っている能力を仕事に発揮できないのではないかと、筆者は危惧する。

朝食はこれから始まる一日の活動源なので内容的には「三食のうちで最も充実しているべき」だという主張もあるし、「三食の食事内容をできるだけ均等化すべき」だという栄養学者もいる。しかしそれがなかなかできない。日本人の食習慣としては「朝は軽く、昼はそれなりに、そして夜はたっぷり」というパターンが定着している。

一日に三食を食べる人の場合、食事と食事の間の時間は、朝と昼の間が4～5時間、昼と夕の間が6～7時間、そして夕から翌日の朝の間が10～12時間くらいだろうか。

夕食から朝食までの時間が圧倒的に長い。プチ断食といってもいいくらい（英語のブレックファストというのは「断食をやめる」という意味らしい）。いくらその間は寝ている時間が長いとはいえ〝朝飯前〟の身体はカロリー源や栄養素がかなり不足している。朝食を食べないということは、身体に相当な負担を強いることになるであろうことは、想像に難くない。そのため、**朝食こそ栄養バランスがよく適量であること**が求められる。

しかし、それが難しいことも承知している。もし、この本を読んでいる人の中で、このことができている人がいたら、この項目は読まずに次に進んでよい。何らかの事情で「朝食を食べてないけど、健康のことが気になる」という人だけ、この先を読み続けてほしい。ここに書いたのは「できればこのくらいは食べてほしい」から「まったく食べないよりはまだまし」というレベルの朝食情報。

まずとりたいのは「糖質」と「タンパク質」

もちろん、多忙なビジネスパーソンだって、五大栄養素（タンパク質・脂質・糖質・ビタミン・ミネラル【48ページ★B】）＋食物繊維がバランスよく揃った朝食がいいに決まっている。でも比較的ゆっくりと食べられる夕食でさえ、それを揃えるのはなかなか難しい。ましてや急いで食べる朝食では、それは無理な注文。

朝、優先的に身体に補給したいのは糖質とタンパク質。糖質は体内で素早くブドウ糖に変わる。血液中のブドウ糖（血糖）は、脳細胞が利用できる唯一のカロリー源。血糖値が最も低くなる〝朝飯前〟は、脳細胞が最も働きにくい状態だ。朝食で糖質を体内に入れて、脳細胞が効率的に働く環境を整えなければならない。朝食抜きのビジネスパーソンは、午前中は自分の実力を発揮できてない可能性が高いと危惧する。

タンパク質というのは、筋肉や臓器の原料である。私たちの身体はタンパク質でできているといっても過言ではない。同時に、タンパク質が分解してできるアミノ酸は、身体の各部が正しく機能するために重要な働きをしている。血液中のアミノ酸が不足している〝朝飯前〟は、食べ物からアミノ酸を（その原料であるタンパク質食品を）速やかに補ってやる必要がある。

糖質というのは（甘い物という意味ではなく）主食になる食材、つまり、ご飯・パン・麺類。タンパク質食品というのは、牛乳・乳製品、卵、肉、魚、大豆製品など。この両方を比較的簡単にいっしょに食べられる物といえば、たとえば、卵かけご飯や納豆ご飯（これに野菜入りの味噌汁が付けば理想的）、あるいはハムサンドや卵サンドやチーズサンド（これに牛乳が付けば理想的）。

外食店を利用するのなら、牛丼屋のソーセージエッグ定食や納豆定食をすすめる。ハンバーガーやホットドッグが好きならそれでもOK。ただし飲み物はコーラではなくミルクにする。ミルクが苦手な人はヨーグルトに。

これらに加えて（経済的に余裕のある人・余裕のある日は）果物をプラスする。種類は何でもよいので、その季節で最も安い旬の果物を！　果物と野菜に期待するのは主としてビタミン類。プチ断食状態が続いた〝朝飯前〟はこれらも不足しているので、速やかに食べ物から補給したい。もちろん野菜でもいいのだが、野菜は「簡単に食べる」というわけには、なかなかいかないだろう。ということで、果物。

最後の手段・食べないよりはましの「だけ朝食」

「これも無理」という人は、仕方ない……。糖質かタンパク質かビタミン類のうちの「どれかしら」を補給しよう（次ページ図1―5）。

それもだめなら、もう最後の手段＝「だけ朝食」。ほんとに「食べないよりはまし」程度（48ページ図1―6）。

最後に紹介した「だけ朝食」を実践するに当たっては、3つだけ覚えておいてほしいことがある。

①これは「食べないよりはまし」という手段であり、本来はきちんとした朝食をとるほうがいいということを忘れないこと。そして、できればなるべく「本来の食事」パターンのほうへと移動すること。間違っても逆の方向――たとえば菓子パンだけや

図1-5　簡単に食べられる朝食例

- **シリアルと乳製品**
- **おにぎりと果物**
- **バナナとヨーグルト**
- **ブドウパンやクルミパンと牛乳**
- **チーズパンとジュース**

ケーキだけ、あるいはサプリメントだけ――のほうへとはズレこまないように。

②これはビジネスパーソンの**最後の手段**なので、子どもには適用しないこと。朝食が持つ意味は「栄養成分の提供」だけではない。とりわけ子どもにとって食事は「好ましい食習慣を身に付ける」ための優れたツールでもある。子どもは食事を見て「健康のためにはこういう物を食べればいいんだ」ということを学ぶ。いくら時間がなくとも、栄養成分が整い・食文化を反映し・安全性も学べる教材を朝食（に限らずすべての食事）で示したい。

③朝食をしっかり食べようとしたら、朝食だけに留意していてもダメ。朝の体調は前日の夜の過ごし方に大きな影響を受ける。寝る直前には飲食しない、夕食を過剰には食べない、夜はできるだけ早く寝る……これらのことを実践す

図1-6 食べないよりはまし「だけ朝食」

- **乳製品だけ**
- **果物だけ**
- **肉まんだけ**
- **ゆで卵(コンビニのおでんも可)だけ**
- **スムージーだけ**
- **野菜サラダだけ**

れば、朝は早くに起きられるし、食欲も出る。

理想をいえばキリがないのだが、少なくとも何も食べずに会社に出かけるという習慣だけは、明日からやめよう！

【★B】タンパク質・脂質・糖質という「カロリー（正確にはエネルギーという）を持っている3つの成分を、以前は「三大栄養素」と呼んでいた。しかし「カロリー（エネルギー）を持っている」というだけで「三大」という表現は適切ではない、ということで最近は「エネルギー産生栄養素」と呼ぶようになった。これにビタミンとミネラル（この2つはエネルギーを持っていない）を加えて「五大栄養素」という。

lesson 5

残業中に食べていい物・ダメな物

「会社で夕食」も「帰るまで我慢」も不健康のもと

健康のためには「規則正しい食習慣」が好ましいことくらいはビジネスパーソンも知っている。しかし、わかってはいても、いつも同じ時間には食事を食べられないのがビジネスパーソン。とりわけ夕食を決まった時間に食べるのは至難の業。

夕食の時間になっても外出中であったり、仕事の締め切りに間に合わなかったりして残業をせざるを得ないというケースが少なくない。そんなとき「帰宅がかなり遅くなるのを承知で、思い切って夕食を食べてしまう」か「食べずに我慢して仕事を少しでも早く終わらせて、退社後にゆっくりと夕食を食べる」かの判断を迫られる。

健康との兼ね合いからいうと、このいずれもが、あまり好ましくない。

仕事の途中で食べる夕食は、その内容を吟味できることは少なく、ラーメンやカレーや牛丼などの、いわゆる「一皿物」になってしまうことが多いだろう。一皿物の問題点については77ページを読んでほしいのだが、カロリーが多い割には満足感が低く、かつ、摂食時刻が中途半端なために、その日のうちにもう1度食事をすることになる可能性が高い。この「寝る前の2度目の夕食」が肥満のもとになるし、さらには、翌日の朝食を食べたくなくなるなどの生活習慣の乱れにつながる。

逆に、食べずに仕事を続けるとどうなるだろうか？　食事をしない時間が長くなると、血糖値（血液中のブドウ糖量）が低くなる。食事量が（食事回数が）多過ぎて高血糖状態が長く続くと糖尿病などの原因になるので好ましくないが、かといって逆に低血糖状態が長くなり過ぎるのも好ましくない。脳細胞は血液中のブドウ糖（つまり血糖）しかカロリー源として利用できないので、低血糖状態では頭の働きが悪くなる。せっかく残業をしていても、能率が悪かろう。

また（こちらのデータは持ち合わせておらず、筆者個人の経験によるところが大きいのだが）人はすきっ腹で、そして「早く帰りたい」という焦った気持ちで仕事をすると、作業効率が悪くなるのではないか。ミスも多く、業務に差し障りも出るのではなかろうか。

「糖質」を少しだけお腹に入れるのが正解

どうしても残業を避けることができないのであれば、普段夕食をとる時間くらいに**軽く何かを食べる**ことをおすすめする。「軽く」というところがポイントになるので、近くのコンビニで購入できる物か、買い置きできる物に限られる。もちろん調理の必要な物は不可（せいぜい電子レンジでチンくらい）。

内容的に重要なことは（栄養成分でいうと）糖質を含んでいること。糖質というのは「食物繊維以外の炭水化物」のこと。けっして「甘い物」という意味ではないので注意！　食べ物でいうと「主食」になる物。つまりはご飯・パン・麺類のこと、芋類にも糖質は多い。

今「食物繊維以外の炭水化物」と書いたが、食物繊維が悪い栄養成分であるという意味ではない。むしろ食物繊維は、日本人にとって不足している栄養成分なので、普段の食事では積極的に摂取したい栄養成分である。ただし、残業時の「軽く食べる何か」というときの栄養成分としては必須条件にはならないだろう。ポイントになるのは「血糖値を上げる」ことができる食べ物。

具体的には、たとえばおにぎり。小さめの物を1つ、よく噛んでゆっくり食べる。具はどんな物でも（好きな物で）よし。こんなところで栄養素バランスを考慮しなくてもいい。次におすすめするのはサンドイッチ。これも、同じ理由で、間に挟んである具材は何でもいい。肝心なことは糖質（の中のデンプン）を少しだけお腹に入れること。
残業が毎日続き、おにぎりとサンドイッチだけでは飽きてしまうようなら（コチラは労働環境のほうが食事内容よりも大きな問題だが）小さなカップ麺でも可としよう（ただし「小さな物」に限るし、食塩過剰摂取予防のために汁を残すこと！）。

残業中の最強食材「バナナ」を常備するという奥の手

私の「イチオシ」はバナナ。バナナは、速やかに血糖値を上げる単糖類（果糖など）を少量含み、やや時間をおいて血糖値を上げる二糖類（砂糖など）を適量含み、そのあとにじっくりと血糖値を上げる多糖類（デンプンなど）をしっかり含んでいる。脳や身体への「簡便なカロリー補給源」としてきわめて優れた食品である。テニスプレイヤーなどがゲーム中にバナナを食べているのには、このようなきちんとした理由がある。

比較的保存も利く。嫌いでなければ、机の引き出しやロッカーに常備しておいてはどうだろう。これは筆者の**奥の手**であり、サラリーマン時代（月刊誌『栄養と料理』編集者）に実践していた。

さて、残業時に「主食になる食べ物を少しだけ補充」した場合に注意しなくてはならないことがある。それは、その日の「本来の夕食」のとき、「残業時に少量の補充をしたこと（と補充をした物）」を忘れてはならないことだ。往々にして、それを忘れて、普通の量と内容の夕食を食べてしまうことが多い。もちろん、それでは「食べ過ぎ」になるし、糖質のとり過ぎという「偏り」も生ずる。

主食の役割をする物（ご飯・パン・麺類）を食べてあるのだから、夕食時にはその分だけそれを減らすこと。おにぎり1つはだいたいご飯1杯分に換算する。バナナ1本はだいたいご飯1／2杯分と考えよう。

lesson 6

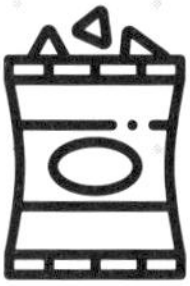

「間食すると太る」という大いなる誤解

間食も「1回の食事」としてカウントする

ビジネスパーソンは「規則正しい三度の食事」が毎日可能であるとは限らない。会議や先方との打ち合わせの都合で、食事と食事の間が長時間空いてしまうこともある。そんなとき「無意識に」何かをつまんで食べてしまうことも少なくないだろう。

この無意識に何かを食べちゃうことは、糖尿病や肥満などの生活習慣病の原因となる危険性がある。量が少なくてもカロリーが意外と高かったり、塩分が多かったりする。場合によっては（空腹時に食べることが多いので）血糖値を急激に上げてしまうこともある。

逆に、上手に食べれば、食事バランスを整えたり、肥満を抑制したり、血糖値をコントロールしたりして、生活習慣病の予防に役立たせることもできる。そのポイントは**間食を1回の食事としてしっかり意識して食べること**である。

「栄養バランスのいい食事」は、言うのは簡単だが実践するのはきわめて難しい。1回の食事ごとにそれを実践するのは管理栄養士でさえ至難の業だろう。ましてや外食の多いビジネスパーソンにはほとんど不可能。なので、できれば一日単位で、それができなければ1週間単位で、栄養バランスを整えるようにしよう。

食事回数が多いほど足りない栄養素を補える

栄養バランスを整えようとするときには、食事回数が多いほうが、その可能性が高くなる。とりわけ、不足している栄養成分については**食事回数が多いほうが修正しやすい**ことは、容易に理解できるだろう。

食事の内容は個人個人で（相当に）異なるので、一概に善悪を判断するのは難しい。ここでは「日本人の平均値」で考えてみよう。一般論として、日本の成人に不足している栄養成分は、食物繊維、カルシウム、カリウム、n－3系脂肪酸など。

食物繊維を多く含む食材は野菜類、果物類、芋類、豆類、海藻類、精製し過ぎてない穀物類など。カルシウムを多く含む食材は牛乳・乳製品、小魚、色の濃い葉物野菜など。カリウムは多くの食材にまんべんなく含まれているが、野菜類や果物類や芋類や豆類に比較的多い。n－3系脂肪酸は魚類や種子類に比較的多く含まれる。

これらの食材は、一度の食事で多量に摂取するのはなかなか容易ではないために、

図1-7 日本人（成人）に不足している栄養成分

- **食物繊維**
- **カルシウム**
- **カリウム**
- **n-3系脂肪酸**

不足しがちなこれらを
間食で補おう

どうしても不足しがちになる。そういうものは**間食で補充**をするとよい。

逆に、とり過ぎている栄養成分は塩分。それと、人によってはカロリー。カロリーは「不足している人」と「とり過ぎている人」がいる（もちろん「ちょうどいい人」もいる）。前述した栄養成分に関しては、「自分がとり過ぎているのか、不足しているのか」を把握しにくい。しかし、カロリーはその判断が簡単だ。太っている人は「カロリー過剰」であり、やせている人は「カロリー不足」である。

太っている人は、食事回数が増えると摂取カロリーもさらに増えるので、間食のとり方については充分に気を付けなければならない。逆にやせている人は、三度の食事では充分に摂取しきれないカロリーを間食で補充したい。「三度の食事で充分に必要カロリーを摂取しきれない人」の中には、乳幼児や高齢者も含まれる。

「間食は肥満の原因になるのでNG！」と決め付けて絶対に食べないと、空腹になり過ぎて、次の食事を大量に食べることにつながりがちだ。太るか太らないかは、基本的には、「総摂取カロリーと総消費カロリーの差」で決まる（ダイエットに関しては第4章でくわしくとりあげる）。

栄養バランスを整えるためには食事回数が多いほうがいい、と書いた。その理屈でいうと「食事回数が多いほうが摂取カロリーが多くなる」となりそうなものだが、そう単純ではない。逆に、食事回数が多い人と少ない人を比較すると、食事回数が少ない人のほうが太りやすいという研究のほうが多く見られる。一般人と相撲取りを同等に比べてはいけないが、相撲取りは体重を増やすために、食事回数を一日2回にし、一度の食事を大量に食べるという方法を採用している。

間食で食後高血糖を防ぐ！最適な「食べ方・食べ物」

空腹時に大量の食事をとることは「血糖値を急激に上げてしまう」という危険性もある。血糖値は、一般的な健康診断では空腹時に計測される。これを**空腹時血糖値**といい、この値が基準よりも高いと糖尿病と判断される（172ページ図4－2参照）。

近年、この空腹時血糖値は正常なのだが、食事直後の血糖値が急激に高くなる（これを**食後高血糖**という）人が観測され、さまざまな生活習慣病の原因ではないかと推測されるようになった。この人たちの中には、空腹時になると血糖値が正常に戻るために、普通の健康診断では見つからない人もあり、**隠れ糖尿病**とも呼ばれている。

食後高血糖のように、食事のあとに血糖値が急激に大幅に上がると血管を傷害してしまうので、動脈硬化を促進し、糖尿病とは別にさまざまな疾病を引き起こすらしい。間食を適正にとることによって、食後高血糖を防ぎ、むしろ血管の傷害を緩やかにすることが可能になる。

そこで「適正な間食」というものを食べ方と食べ物に分けて考えてみよう。

▢食べ方編

- 間食を「1回の小さな食事」として考える。「チョットしたおやつだから何でもいい」と、無意識に食べないこと。
- できるだけ同じ時間に食べる。時刻は昼食と夕食のほぼ真ん中の15～16時くらいがいい。
- アッという間に食べてしまわずに、時間をかけてゆっくりと食べる（短時間で摂取してしまう甘味飲料や炭酸飲料などは避ける）。
- いつも同じ物を食べることは避ける。
- 大きな袋に入っている物や量が定まっていない物は避ける。小袋に入っている物を食べたり、小分けにして1回の量をキチンと決めて食べたりすること。
- 間食は、食べたことを忘れがちなので、1回の食事として位置付けるために、「食べた物を記録する」習慣をつけたい。

■食べ物編（次《ページ》図1－8）

- 「間食は甘い物＝スイーツ類」と限定しない。
- タンパク質や脂肪が含まれているチーズ（形がハッキリしている物）や卵（ゆで卵）など。
- 食物繊維やビタミン類に富む果物（通年あるキウイやバナナ、季節によってはミカンやリンゴなど）。食べ過ぎないように注意。
- 芋類や豆類（砂糖や塩による味付けが濃過ぎない物）。
- 種子（ナッツ）類。ついつい食べ過ぎてしまうので、「何個」と数を限定すること。
- ドライフルーツ。生の果物を食べ過ぎて肥満することは（よほどのことがない限り）そうあることではないが、ドライフルーツはカロリーが高いので、くれぐれも過剰摂取に注意する。
- スイーツ類（和菓子や洋菓子、チョコレートやせんべい類も含む）も「間食として食べてはいけない物」と決め付ける必要はないが、おいしいので多くなりがち。ス

図1-8　間食におすすめの食べ物

- チーズ
- 卵
- 果物
- 芋類
- 豆類
- 種子(ナッツ類)
- ドライフルーツ
- シリアル

イーツ類の間食は「週に一度」という制限を設けよう。

- 少量のシリアル類を少量の牛乳といっしょに食べるのもおすすめ。
- 飲み物は水かお茶に限定しよう。炭酸飲料や果汁飲料は避ける(休日などの場合には、アルコール類の可能性もあるが、これは間食としてはNG)。

右にいくつかの種類の間食を紹介したので、たとえば「曜日を決めてこのうちのどれかを食べる」などの食習慣を取り入れてはいかがだろうか?

lesson 7

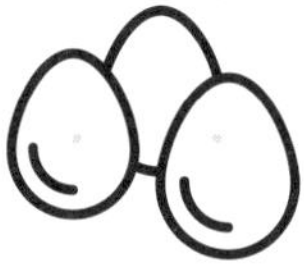

健康のために「まず優先して食べたい食品」はコレ

「牛乳・乳製品」と「卵」は栄養的に相当優れている

何度も書いてきたように、健康で長生きするための食事のポイントは「バランス」と「適量」にある。つまりは「健康にいい食事」も「健康に悪い食事」も、**食べ物（飲**

み物）にあるのではなく**食べ方（食習慣）**にある、と言い換えてもいい。ただ、それだと、話はけっこうまどろっこしくなる。「せめてこれだけ」を標榜するこの本としては、**とりあえず優先して食べたい食品**を示す必要もあるだろう。

それは、牛乳・乳製品と卵だ。

乳は「これだけで赤ちゃんが育つ」ことから考えてもわかるように、完全といってもいいくらいに栄養素バランスが優れている（基本的に「完全食品」などは存在しない）。「牛乳はウシの赤ちゃんのための物」という人もあるようだが、それは「ヒトが食べてはいけない」理由にはならないし、「栄養的に優れてない」という根拠にもならない。牛乳は、私たちヒトにとっても、栄養的に相当に優れた食材である。

乳製品の代表はヨーグルトとチーズ。バターは牛乳の脂肪分だけを固めたものなので栄養素的にはきわめて偏っている。バターは栄養素的には「油脂類」であって「乳製品」ではない。

バターと違ってヨーグルトは**乳の栄養成分**がほとんどそっくりそのまま含まれている。また、ヨーグルトは、牛乳に含まれている糖分（乳糖）が酵素によって分解されであるために、乳糖不耐症の人（牛乳を飲むとおなかの具合が悪くなる人）でも、心配なく食べられる。また、牛乳に比べて水分量が少ないので、保存や持ち運びに便利。チーズは（ヨーグルト同様に）牛乳の栄養成分をほとんど含んでいるにもかかわらず、ヨーグルトよりもさらに水分量が少ないため、牛乳の栄養素をきわめて効率よくとることができる。ただし、チーズは食塩含有量が高いので、多量に食べることはおすすめできない。塩分量が多いだけ、牛乳やヨーグルトに比べて保存性は圧倒的に高い。

日本人は卵のコレステロールを気にする必要はない

卵（鶏卵）も、その栄養成分だけで受精卵がひよこにまで育つのだから、相当に栄養素バランスの優れた食材だといえる。イメージ的には、白身よりも黄身のほうが栄養素がたくさんあるかのように見えるが、大きな差はない。普通に両方ともを食べるのがよかろう。

鶏卵は、卵を産む鶏に与えるエサの成分が、比較的すんなりと卵に反映される。栄養素だけではなく、黄身の色もエサに強く影響を受ける。たとえば、カロテン（黄色い色素）をエサとしてたくさん与えると卵黄の色が濃い卵ができるなど。そのため、様々な特徴を持った、いろいろな価格の鶏卵が誕生することになる。しかし、**価格の差ほどには健康効果に違いはない**というのが筆者の評価。普通の価格の普通の鶏卵をすすめる。

卵の摂取で（栄養的に）気になることはコレステロールだろう。いっとき（今でも？）「鶏卵は（血中）コレステロール値を上げるので食べないようにしましょう。食べても一日1個以下にしましょう」という情報（栄養指導）が広まった。しかし、この栄養情報は、少なくとも日本人には当てはまらないようだ。

明らかな疾病を持っていて、かつ、主治医から「食事制限を指示されている人」以外は、食べた卵のコレステロールがその人の血中コレステロール値を上げることはまずなさそうだ。仮に少し上げたとしても、それがその人の健康を害することには（どうやら）ならないらしい、ことが明らかにされつつあるからだ。普通の人は「鶏卵を一日に1個」食べることは、むしろ好ましい食習慣であると考えてよい。

牛乳と卵は「食べやすさ」「手に入りやすさ」も抜群！

食べ物の価値は栄養素だけでは、もちろんない。おいしさ・利便性・価格など、総合的な判断が必要だ。**おいしさは個人の好み**なので触れずにおくとして、ここでは**食べやすさ**について考えてみる。

牛乳・乳製品と卵は、食べやすさは群を抜いている。牛乳は何も調理せずにそのまま飲める。こんな食材はそうあるものではない。卵も似たところがあり、生でも食べられる。煮ても焼いても茹でても揚げても食べられ、しかもいずれの場合でも調理にそれほど手がかからない。

この点は、獣肉のように栄養的には価値が高くても加熱しなければいけなかったり、魚介類のように生で食べるには高度な技術や知識が必要だったりする食材との、大きな違いだ。

手に入りやすさも日常的食材としての重要なポイント。牛乳はきわめて悪くなりやすい食材なのだが、近年では生産・流通・販売過程での衛生管理が高度に発達したおかげで、コンビニでも安心して買うことができる（むしろ、心配なのは消費者が購入後に取り扱いを間違うことだろう）。その分のコストはかなりかかっているはずだが、それでもつねに安定した価格で購入することができる。

卵は「賞味期限が長い生鮮食品」の代表ともいえよう。鶏卵には賞味期限が書いてあるが、あれは「生で食べられる期限」だ。加熱するのであればもっと長期間食べられる（ただし、卵の賞味期限は殻を割ったり調理したりせず「そのまま」の状態で冷蔵保存した場合の期限）。

女子栄養大学も推奨！朝食には「牛乳・乳製品」「卵」を

栄養が豊富・入手しやすい・調理が簡単・価格が安定・おいしい等々、**食材としての適性**をたくさん持っている牛乳・乳製品と卵は、**優先して摂取したい食品**のトップ！コレは何も筆者の独断ではない。
日本の栄養分野をリードする女子栄養大学が提唱する「四群点数法」という食事法がある【223ページ★2】。エビデンスがそこそこあり、考え方がシンプルで理解しやすく、日常生活の中で実践しやすい「食事法」だ。ビジネスパーソンにとっても取り入れやすい。この中で牛乳・乳製品と卵は「まず優先的に摂取したい食品」と明確に位置付けてある。数え切れないほどある食材の中から「牛乳・乳製品」と「卵」だけを特別扱いしてあるのだ。

しかも、「けっして食べ忘れることのないように」と、牛乳・乳製品と卵（の少なくともどちらか）を朝食で食べるように強く推奨している。この考え方を「他にやること・考えることが山ほどあって、食生活のことなどに長時間を費やすヒマがないビジネスパーソン」が利用しないテはない。

牛乳・乳製品と卵は、ビジネスパーソンが常備しておく食材のトップである。

第2章

外食でもこんなに健康に！栄養バランスを整える食事のコツ

食べ方１つで外食を健康的にするマル秘テクニック

lesson 1

外食が健康に悪いとは限らない

「外食＝不健康」という思い込みは捨てる

今、現代人の食事は「一日三食」が基本となっているので、一般的に私たちは1週間に21回の食事をしていることになる。ビジネスパーソンは、そのうち何回くらいが外食だろうか？　『国民健康・栄養調査』（厚生労働省）では、「外食及び持ち帰りの弁当・惣菜を定期的に利用している者」の割合は男性で約4割、女性でも約3割に達する【223ページ★3】。しかしビジネスパーソンに限定するともっと多いのではなかろうか。

私ごとで恐縮だが、筆者（団塊の世代）は子どものころに外食をしたという記憶がほとんどない。一方で、親元を離れて一人暮らしをしていた学生時代にはほぼ90％以上が外食であった。結婚をしてからもサラリーマン時代のはじめの約10年間は週に18～19回は外食をしていたと思う（平日は「昼食・夕食・夜食」の三食とも外食という「規則正しい（？）食事」をしていた）。それはそれはひどい食生活を送っていた。

ビジネスパーソンの皆さんの中にもこれに近い食生活を送っている人もあるだろう。現代人とりわけビジネスパーソンの場合は「外食なし」では生活そのものが成立しないといっても過言ではない。なので「健康のためにできるだけ外食をせず、バランスのいい手作り料理を食べましょう」というアドバイスは、栄養学的には正しいのだが、実生活ではあまり役に立たない。

「外食に偏る食生活」というと、量的にも質的にもバランスが悪くて理想にはほど遠いと考えている人も少なくないのだが、だからといって外食が絶望的に不健康というわけでもない。約半世紀前、日本人の多くが外食をほとんどせず、母親の手作り料理を食べていた時代よりも、比較にならないほど多くの外食を利用している現代のほうが、**健康と寿命が向上している**ことからみても、それは明らかだ。

この両者の差は「外食」と「手作り食」の違いだけではなく、医療の進歩等々のおかげも、もちろんあるのだが、それを考慮しても「外食をしていては健康になれない」という結論には至らないといえる。要は「利用の仕方しだい」なのだ。

外食の基本「いつも同じ店」「いつも同じ料理」を避ける

この本の最初（18ページ）に書いた大原則（＝バランスのいい食事というのはできるだけ多種類の食材を食べること）を外食で実現するためには、**同じ物を続けて食べない**点に気を付けるのが手っ取り早い。

その、もっとも簡単な方法は**いつも同じ店に行くのを避ける**こと。いつもの店は居心地がいいだろうし、「近い」「安い」など、つい行ってしまう理由があるのだろう。そこをグッとこらえて「なじみのお店」の数を増やすことによって、マンネリを防ぐ。

次は、同じ店に行っても同じ料理を注文するのを避けること。いつもツイツイ頼んでしまう料理には「好き」「おいしい」「リーズナブル」などの理由があるに違いない。理解はできるが、同じ料理が続くと（たとえそれがバランスのとれた料理ではあっても）やはり全体の栄養素バランスは偏る。急いでいたり、面倒であったりしても「いつものヤツ」という注文の仕方ではなく、毎回メニュー（お品書き）を見て、できるだけ「前回とは違う料理」を注文する。

右に書いたことと「内容がカブル」かもしれないが、**料理のジャンルを固定しない**ということも心がけよう。幸い、日本では世界各国の料理（日本人好みに変えてはあるが）が食べられる。和風はもちろん、中国風や韓国風、洋風（フランス風、イタリア風、ドイツ風、ロシア風等々）、エスニック（東南アジア風、インド風に加えて中近東風やアフリカ風もこれに入るだろうか）、中南米風（メキシコやブラジルなど）、特徴が際立ってはいないがイギリス風やアメリカ風やオーストラリア風だってあるだろう。こんなにバラエティに富んでいるのだから、それを生かさないテはない。いろいろなジャンルの料理にチャレンジしよう。

今回ここに書いたことを実行したからといって「健康状態が確実によくなる」というエビデンス（科学的証拠）はない。栄養バランスの偏りが多少なりとも防げるだろうから「たぶんいいだろう」という推測だ。外食の機会がものすごく多いビジネスパーソンは、併せて、次のような**外食の基本的特徴**を頭に入れておく必要がある。

●多くの外食店の優先順位は、まず「食中毒を出さないこと」であり、「おいしいこと」「安いこと」がそれに続き、最後に「健康にいいこと」が入ってくる。

●外食が続くと必ずといっていいほど野菜の摂取量が不足する。

●値段設定が高い外食店では動物性タンパク質をとり過ぎる傾向にあり、値段の安い外食店では動物性タンパク質が不足する傾向にある。

●外食店の「栄養的問題点」のトップは食塩の過剰摂取である。

これらのことを忘れず、お財布と相談しながら外食と上手に付き合おう。

lesson 2

「一皿物」より「定食物」を選ぶべき理由

食材数が多く、食べるのに時間がかかる「定食物」がベスト

生活習慣病を予防する食生活の基本は、①栄養素バランスがよくなるように食材を選択すること、②量的に過不足がないように適量を食べること、の2つだ。「栄養素

バランスがよくなる食材選択」というのは、正直いって素人には至難の業。それをカバーするための1つの手段として私が提案しているのは**なるべく多種類の食品を食べる**であることは、この本の冒頭（18ページ）に書いた。そしてその原則を外食にも適用しようというのが72ページの内容。

ここでは、もう少し**具体的な外食の注文の仕方・食べ方**を紹介する。

○「一皿物」をなるべく避ける

主食（ご飯・パン・麺類）と主菜（メインのおかず＝肉や魚であることが多い）が同じ器に盛ってある料理を**一皿物**と（私が）定義している。場合によっては副菜（小さなおかず＝野菜や芋や海藻などであることが多い）もいっしょに盛ってある。具体例をあげると、カレー・ラーメン・カツ丼・スパゲティ・チャーハン・寿司等々。

お吸い物が付いている鰻丼や漬物が付いてくる牛丼も、そして皿数は多くなるが回転寿司も、お皿には載ってないがハンバーガーも、この「一皿物」に含める。こう見てくると、手軽な外食は一皿物がとても多いことに気が付く。

一皿物は、76ページに書いた外食の特徴（野菜が少ない・食塩が多い等々）を、見事なくらいすべて持ちあわせている。

◯できれば「加熱野菜の一品」を添える

一皿物では食物繊維（野菜に多く含まれている）が不足する。一皿物が続く場合には、副菜をときどきは（副菜は小さなおかずの割にはそこそこ高くて毎回だと経済的にはツライかもしれないので）追加注文したい。もっとも手軽なのは生野菜サラダだろう。でも「生野菜」は見た目よりも野菜の量が少ないので食物繊維がとりにくい。できれば、ほうれん草のお浸しやゆでブロッコリーや切り干し大根の煮物を、ウルサクいうと野菜ではないがひじきの煮物や海藻サラダや白和えや納豆などで、食物繊維を補うようにしたい。

また、生野菜サラダを食べるときにはマヨネーズやドレッシングをかけ過ぎないように、くれぐれも注意したい（これらの調味料が悪いというわけではないが、かけ過ぎはよくない）。

食材数が多い「定食」を食べる

一皿物の対極にあるのが、いわゆる「定食物」。主食・主菜・副菜・汁物・漬物がセットになっている。基本的には、皿数が多くなるほど口に入る食材数が増える（皿数が増えるほど価格は高くなるが……）。また、「何を食べたか」が目で見て確認できる点や、見過ごされがちだが「食べるのに時間がかかる」という点も、定食物の特長。時間や財布に余裕があるときは、なるべく定食物を食べるようにしたい。

多ければ時には「残す」勇気を！

ここからは、外食を食べるときに「共通して留意したいこと」をあげる。

「他の2食」を考える

外食が昼食ならば、「朝は何を食べたか」「夜は何を食べることになりそうか」を考え、重ならないように、食べ過ぎにならないように、栄養素が偏らないように、配慮して店を選択する。

◯一皿物の場合はセットにしない

一般食堂では単品物よりも定食物をすすめるが、カレーや牛丼やラーメンなどの専門食堂では「セット物」を頼むとカロリーや塩分が過剰になる。

◯飲み物は水かお茶にする

外食はカロリーオーバー（【26ページ★A】）になりがちなので、飲み物はノーカロリーの物に限定する。フレンチにワイン、ラーメンや餃子にビール、そばに日本酒が合うことはよくわかるが、現代では、外食はハレの日（特別の日）の食事ではなく日常茶飯事だ。「特別な日だからお酒もいっしょに」ではなく、「飲酒機会は改めて」にしたい。

○同じ物を頼まないように努める

できるだけ偏らないようにするために、「いつも同じ物を食べる」ことをやめよう。店に入ったらまずメニューを見る。新たな気持ちで「いつもとは違う物を食べる」習慣を身に付けよう。ついでにカロリー表示があったら目を通そう（カロリーの少ない物を必ず選べという意味ではないが。自分が食べた物のカロリーを「認識する」ことは大事）。

○ゆっくり食べる

外食、とりわけ一皿物はあっという間に食べてしまいがち。栄養的にも好ましくないし、アッという間に食べ終わると、満腹感はあっても満足感に乏しい食事となる。すると、間食などが食べたくなる。

○残す勇気を！

食品ロス問題は「注文する前」に考えよう。注文したあとは「多いな」と思ったら躊躇なく残す勇気を持とう。働き盛りのビジネスパーソンが健康を崩すと、自分だけではなく、家族、会社、そして社会の損失となるのだから……。

極端な空腹状態を避ける

満腹のときに外食はしないだろうが、ものすごく空腹の状態で食堂に入らないようにしたい。そうなりそうなときは、小さなパンや果物やチーズなどを一口かじる。空腹過ぎると、食べる物の選択を誤る（必要以上にたくさん注文する）ハメになる。

食べた物を家族に伝える

家族のある人なら、昼食に何を食べたかを調理担当者に伝えよう（こういうときこそLINEを！）。食生活の偏りを多少は避けることが可能になる。

lesson 3

外食のおすすめ「和風定食」に潜む〝落とし穴〟

定食の最強メニューは「和風定食」

77ページに書いたように、一皿物より定食物のほうが栄養素バランスがとりやすいのだが、定食物を食べる際の注意事項もいくつかある。

定食物が続く場合は、日ごとに**主菜を替える**。肉の主菜（しょうが焼き定食など）と魚の主菜（さば味噌煮定食など）を交互に食べるとよい。もしメニューにあれば、1週間に1度くらいは豆腐類の主菜（麻婆豆腐定食など）も取り入れたい。

さらには、日ごとに**調理法に変化を持たせる**ことにも留意しよう。「生もの」（刺身定食など）、「焼き物」（焼き肉定食など）、「揚げ物」（天ぷら定食など）、「蒸し物」（シュウマイ定食など）、「煮物」（かれいの煮つけ定食など）を順番に注文すると、栄養的な偏りを少なくすることができるし、味に変化もつくので飽きない。また、減量を気にする人は揚げ物の定食（鶏の唐揚げ定食・とんかつ定食など）は、高カロリーになりがちなので連続して食べないようにしたい。

ジャンルに変化を持たせることにもトライしよう。和風定食（焼き魚定食・煮魚定食・刺身定食など）、中国風定食（レバニラ定食・ホイコウロウ定食・餃子定食など）、洋風料理の定食はあまり見かけないのだが、ビーフシチューライスやハンバーグライスなどがある。

注意したいことは、近ごろ流行（？）のダブル主食（ご飯と麺類という2つの主食がセットになっている）定食があるが、これは避けたい。たしかに2つとも少なめにはなっているのだが、両方合わせると「主食の全体量」が多くなる。とりわけダイエット（【150ページ★C】）中の人には御法度。体重を気にしてない人でも、ダブル主食は食塩のとり過ぎになることが多いのですすめられない。

主食はなるべく「味付き」ではない物（つまり白飯）を選ぶ。色が付いてはいても玄米が混ざっていたり、雑穀類であったりするのならいいのだが、たとえば五目ご飯のように主食に味が付いていると、食塩のとり過ぎにつながりやすいので、避けたい。同じ理由で中国風定食では、餃子チャーハン定食よりは餃子ライス定食のほうが好ましい。

和風定食は塩分摂取量が多くなりがち

こう紹介してくると、同じく定食物でも**和風定食がおすすめ**であることがわかるだろう。一日のうちに2回以上の外食をする場合は、そのうちの1回は和風定食にしよう。洋風＋洋風、洋風＋中国風、中国風＋中国風という組み合わせは避けたい。洋風の中にはハンバーガーを含むし、中国風の中にはラーメンを含む。

食材の数が多いし、主菜の選択肢も多いことから、和風定食がおすすめなのだが、和風定食には「塩分摂取量が多くなりがち」という欠点があることを肝に銘じよう。

塩分摂取量を減らすためには次のような点に気を配る。

▢主食（ご飯）を大盛りにしない

ご飯には塩分が少ない（パンや麺は塩分をたくさん含んでいる）が、食事量全体が増えると塩分摂取量が増える。

▢漬物や佃煮はなるべく残す

定食物には〝おまじない〟のように佃煮や漬物がついてくる。これらが悪いというわけではないが、完食しなければならないという物ではないので、できれば、残す。

◯汁物は具だくさんの物を

汁物は食塩摂取量が多くなる。とりわけ汁に食塩がたくさん含まれるので、具の多い汁物を選択したい（おすましよりは豚汁など）。ただし、お椀はなるべく小さな器を選ぶ。

◯食卓調味料に注意

食卓でかける調味料（しょうゆやソースやマヨネーズ）は必ず**まず味見をしてから**、不足であればかける。味見もしないで習慣的に調味料をかけることはやめる（これは作った人に対する礼儀でもあろう。家庭でも同じ）。

◯水産練り製品に注意

ハムやソーセージなどの畜肉加工食品に食塩が多いことは比較的よく知られている。しかし、ちくわ・かまぼこ・さつまあげなどの水産練り製品に食塩が多いことは意外に知られてない。これらは食品加工上の理由（食塩がないとうまく固まらない）で食塩がたくさん使用されている。これらはしょうゆを付けずに食べよう。

外食をする場合は、その特徴を自覚して利用することが大切。財布との相談になるが**不足しがちな野菜類を補足する**こと、逆に**過剰になりがちな塩分を制限する**こと、の2つをつねに心がけよう。

しかし現実的には、ここに書いてあることを外食店で実行するのは、かなり面倒だろう。基本的には**外食する回数を減らす努力**も怠らないようにしたい。

lesson 4

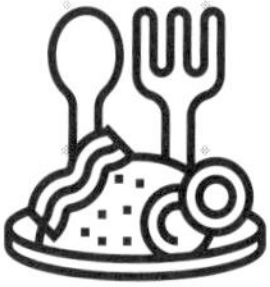

ジャンル別「外食を健康に食べるコツ」

外食は「カロリー」と「塩分」の過剰摂取に注意

この章でたびたび書いているように「外食が悪い」わけではけっしてない。ただ、外食には共通した特徴があるので、ビジネスパーソンのように、その機会が多い人は、充分に留意しなくてはならない。ここでは**食べる機会が多い外食**の注意点を具体的に紹介する。

○中国風料理

ほとんどの料理で、油の使用量が多い（カロリーが高め）。チャーハンや中華丼など、味付き主食は塩分も多い。一品料理（野菜炒めなど）と組み合わせる場合は主食を白飯にする。ただし、一品料理の味付けが濃いので、主食の白飯を食べ過ぎる傾向にある（ライスを大盛りにしないこと）。

揚げ物や炒め物ばかりを頼まず、蒸し物（シュウマイや小籠包など）も選択しよう。

野菜は比較的多い。

○フレンチ

動物性脂肪（バター）のとり過ぎに注意。見た目ではわからないが、下処理段階でけっして少なくない量を使ってある料理が多い。加熱野菜料理が少ないので、シチューなどで野菜をとりたい。食事のはじめに野菜サラダが出ることがある（食べる順番としては好ましい）が、ドレッシングをかけ過ぎないように。

コース料理では、メインディッシュを肉か魚かのどちらかにする（ダブルメインは動物性タンパク質の過剰になりやすい）。そのほうが胃にも財布にも優しい。

また、デザートが糖質のとり過ぎになりやすいので気を付ける。

イタリアン

オリーブオイルが使われることが多いせいか「健康にいいイメージ」があるが、油脂（【190ページ★F】）の過剰摂取には注意が必要。「動物性脂肪は心臓病に悪く、オリーブオイルはその逆」ということではない。動物性脂肪も植物性脂肪もとり過ぎれば健康を害し、適量であれば健康に貢献する。食事の最初にパスタ類が提供されることがあるが、食後血糖値（60ページ）を急激に上げてしまうことがあるので（とりわけ血糖値が高めの人は）注意が必要。パスタの前に肉や魚料理を食べたい。

◯エスニック（アジア風）

外食の中では野菜が多いし、油脂が比較的少ない。一方で、タンパク質が不足する傾向にある（とりわけ女性は要注意）ので、肉魚類の入った料理を積極的に注文するようにしたい。

麺類は汁を残す！

ラーメンを食べるときに覚えておきたい「3つの鉄則」

◯ラーメン

もう日本食の代表ともいえるほどに人気があり、普及もしているこの外食に「健康情報」もどうかと思うが……。麺と汁の両方ともに塩分が多いことを肝に銘ずるべき。野菜が乗っているくらいでは〝帳消し〟（食物繊維が塩分を体外に出すとはいっても）

にはならない。カロリーも高い。ライスを付けたくなるのは、味が濃い（食塩が多い）証拠。

覚えておいてほしいことが3つ。①食べる頻度を減らす、②汁を残す、③早食いしない。

そば・うどん

ラーメンとほぼ似ている。圧倒的に野菜が少なく、塩分が多い。加えてうどんは糖質も過多（糖質が悪いのではなく、糖質過多がよくない）。天ぷら付きの場合はカロリーも過剰。

汁は飲み干さない。つけ汁をそば湯で薄めて飲むときは、つけ汁の2／3ほどを捨ててからそば湯を注ぐ。ちなみに、そば湯に含まれる微量成分は、汁中の塩分と相殺されるほどの健康効果はない。

最近、「小どんぶりとセット」が流行だが、いくら小さくても「食べ過ぎ」になる。カツ丼は翌日に食べればいい。

ステーキ

比較的安価なチェーン店も登場して食べる機会が増えたが、「タンパク質過剰・野菜不足」に陥る典型的な外食。添えられてある野菜では、明らかに足りない（野菜を残すなどはもってのほか）。動物性タンパク質の量としては、小さなサイズを選んでも「2日分くらいは優にある」と考える。

主食（パンやご飯）を食べないと栄養バランスが偏るし、食べると間違いなくカロリーオーバーになる。よって、たびたび食べてはならない。

カレー

これもまごうことなき〝日本料理〟だが、日本のカレーの味はスパイスよりも食塩によるところが大きいので、塩分のとり過ぎになりがち。野菜は、見た目よりは多い。できれば「カツカレー」よりも「野菜ゴロゴロ」などを選びたい。

昔のカレーとは異なり、今のカレーは充分においしいので福神漬けやらっきょうは不要のはず。余ったご飯をこれらの漬物類でかき込まないようにしよう。

▢牛丼

意外に野菜は多い（タマネギに限られるが）。さらに意外なことに動物性タンパク質が少ない。使われている牛肉は脂がきわめて多い部位なので、動物性脂肪が過多になりがち。つゆだくは塩分のとり過ぎになるので、不可！

▢海鮮丼

牛丼よりは健康的なイメージがある海鮮丼。タンパク質としては肉も魚もほぼ同じような栄養価なのだが、脂肪にやや違いがある。肉の脂よりは魚の油のほうが、動脈硬化には予防的に作用するという研究報告が多い。ただし、すし飯には酢だけではなく食塩が予想外にたくさん含まれている点と、予想通り野菜が少ないという欠点がある。

▢寿司

海鮮丼とほとんど同じ特徴（塩分が多く野菜が少ない）を持つ。加えて、気付きにくいのだが、握り寿司は（握ってある分だけ）ご飯の量が意外に多い。こちらは、ラーメンとは異なり「汁だけ残す」というわけにはいかないので、食塩の過剰摂取に注意が必要。

lesson 5

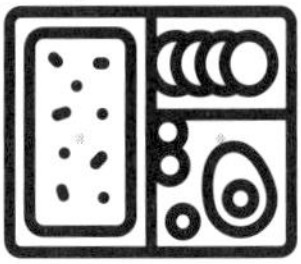

コンビニ・スーパー・デパ地下「惣菜選び」のコツ

主食は白米！玄米・雑穀入りならなおよし

レストランなど家庭の外で食べるのを外食というのに対して、家庭で食べる食事を「家庭内食事」略して内食という。そして、このところ急激に増えてきたのが、コンビニやスーパーやデパ地下で惣菜を購入して家庭で食べる食事形態だ。これを外食と内食の中間ということで「中食《なかしょく》」という。中食とはいえども「1回の食事」であることには変わりがないので、**基本＝バランスよく・適量**をおろそかにはしないこと。

中食の代表ともいえる**弁当の選び方**から考えてみよう。外で買ってきた弁当を家庭で食べるケースにもいろいろあるが、便宜上、「食べる条件」を想定してから始めたい。

①昼食用あるいは夕食用に弁当を購入し、会社あるいは自宅に持ち帰ってそれを食べる。

②原則として「1人」で食べる（家族がいても、何らかの理由で1人で食べる場合を想定）。

③そういうケースがたびたびある（購入弁当を食べることが〝まれ〟なのであれば、特別に健康を考えて選ぶ必要はない）。

この3つの条件を前提にして、弁当の選び方を考えるときに重要なことは、まずは栄養素バランス。そのためには、やはり、**主食**（ご飯やパンや麺類）と**主菜**（肉類や魚類などのメインとなるおかず）と**副菜**（野菜・芋類・豆類・海藻類・キノコ類などのサブとなるおかず）の**3つが揃っているかどうか**を確認したい。

第一義的に摂取したいのが主食。昨今、嫌われがちな炭水化物（の中の糖質）だが、三度の食事ごとに主食を適量ずつ食べることが大切。主食の代表が白米ご飯。栄養的なことをより考慮するなら、主食は玄米入りや雑穀入りのほうがベター。

見た目が玄米や雑穀と似ている主食に、炊き込みご飯や五目ご飯やちらし寿司などの「味付きご飯」がある。「真っ白いご飯ではない」という点では同じだが、味付きご飯と雑穀ご飯では栄養素的にかなり異なる。玄米や雑穀米はビタミンやミネラルや食物繊維を、白米よりも多く含んでいる。これに対して味付きご飯は、これらが多いわけではなく、逆に白米よりも食塩を多く含む。

同様の意味で、同じく主食ではあっても、パンと麺（パスタ・中華麺・うどんなど）には、最初から食塩を含んであるので、やはり注意が必要。

図2-1　弁当・惣菜選びのコツ

- **主食・主菜・副菜が揃っているか**
- **主食は玄米や雑穀入りがベター**
- **主菜（主に肉類・魚類）はできれば交互に違う物を**
- **副菜は加熱野菜料理がおすすめ**

弁当選びは「副菜の量」で決める

主菜（メインディッシュ）は肉類か魚介類を選ぼう。豆腐や納豆などの大豆製品も、栄養素的にやや似てはいるが、なかなかメインディッシュにはなりにくい。そういう意味では卵類も同じで、栄養素的には遜色はないが、メインディッシュにはなりにくい。

肉と魚は（好みがあることは重々承知しているが）栄養面から考えると「同じ物を何日も続けない」こと。肉と魚を交互に選ぶのがベター。どうしても、たとえば肉や魚が続いてしまう場合には、調理法が異なる弁当を選ぶ。鶏唐揚げの次はしょうが焼き、その次はビーフシチュー等々というように。

弁当の選択の場面では、主菜（メインディッシュ）には目が行くが副菜（野菜類のおかず）にまでは目が行き届かない。そのため、副菜がおろそかになりがち。購入弁当の副菜は（内食でも外食でも事情は同じなのだが）調理に手間がかかったり、食材費が意外に多かったりする割には、おかずとして見栄えがしない。とりわけコンビニ弁当ではコスパが最優先されるので副菜は軽視されがち。つまり、副菜が充実している弁当にはナカナカお目にかかれない。

副菜が比較的充実してることが多いのは和風弁当で、逆に主食と主菜に偏っていることが多いのがパスタなどの麺類。この場合には、サラダなどをもう1品付けるほうがいいのだが、麺類（400～500円くらい）と同じくらいの値段（300～400円くらい）であることが多い。コスパが悪くなるのが悩みのタネ。

もし副菜を買い足すのであれば（なるべくそうしたいが）、「量をたくさんとれる」という意味から生鮮サラダではなく、加熱野菜料理をすすめる。

牛乳・乳製品と卵は健康のための必要経費

弁当以外の惣菜類を何品か購入して中食にしようとする場合でも、**主食と主菜と副菜を意識**して購入しよう。食べたい食品だけを無意識に購入したりしないこと。主食・主菜・副菜の選び方は先ほど書いた「弁当の選び方」と同じ。

「主食・主菜・副菜が揃っているかどうか」をクリアしたら、次に考えたいのは、**毎日必ず摂取したい食品**を、きょうは食べたかどうかのチェック。それは「牛乳・乳製品」と「卵」。中食用の惣菜を購入した時点で、きょうは「牛乳・乳製品」「卵」をまだ食べてないという人は、是が非でもこれらを買い足したい。コストが少しかかってしまう（100～200円くらい）が、健康のための必要経費と考えよう。

牛乳・乳製品と卵のよい点は、単独で（テマヒマをかけずに）摂取できること。牛乳はもちろん、ゆで卵もチーズもヨーグルトも（好き嫌いは別にして）買いさえすればそのまま食べられるし、おやつにもなる。買い置きもしやすい。

さらに余裕があれば、デザートを食べよう。デザートとしては甘い物ではなく果物かヨーグルトをすすめる。これもコストがかかってしまうが、栄養的には野菜不足やタンパク質不足を補うことになる。何よりも「食事の満足感」を充足できる。

外で購入した惣菜だけで満足感を得ようとすると過食につながることが多い。それを防ぐために、フルーツやヨーグルトのデザートを上手に利用したい。満足感を得ることによって、いたずらに過食することを防ぐことになり、なおかつ栄養素バランスを整えることができる。

以上のことをつねに頭に入れておけば、コンビニ・スーパー・デパ地下で購入する食事が不健康であるとはけっしていえない。おにぎりや菓子パンだけですませる中食とはエライ違いになる。これらが悪いわけではないが、「それだけ」だと、栄養バランスが整わない。続けていると結果的に健康を損なうリスクが高くなる。

中食の場合の汁物としては、和風や中国風ならお茶、洋風なら牛乳をすすめる。インスタント味噌汁類は塩分が高いので、たまにならいいが、常食するのはやめたい。アルコール類は「食事のときの汁物・飲み物」としてはNG（その理由は次の章で）。

第3章

お酒をやめたくない人のための「正しい」飲み方

お酒に強い人も弱い人も
知っておきたい誤解だらけの
「お酒との付き合い方」

lesson 1

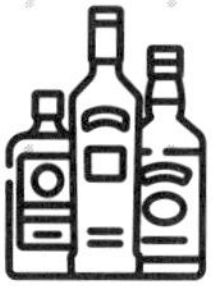

どんな酒でもたくさん飲めば害になる

お酒にも「飲み方」がある

「健康のためだけを考えるのなら、お酒は飲まないほうがいい」と書けば、この章は1行で終わってしまう。そうはいかないのが人生であり、ビジネスパーソンである。

多少なりとも健康を害しないようにお酒を飲む方法を考えてみよう。

ただし、書く人間つまり筆者にとってはこれほど〝むなしい〟情報提供も少ない。

基本的に、私たちの健康にとって飲酒は好ましい習慣とはいえない。にもかかわらず人はなぜお酒を飲むのだろうか？　その理由なら10でも20でもあげることができるが、一言でいえば「解放されたい」からではないだろうか。ふだん私たちは、社会的・家庭的・心理的・肉体的等々、様々な制約の中で生活している。お酒を飲むと、そういうことから（一時的に）解放されて楽しくなる。

平たくいえば「ヤなこと」を忘れるために飲む、という一面がある。その「ヤなこと」の中には「健康に気を付けて飲食する」ということも含まれているだろうと推測する。なので、「健康にいいお酒の飲み方」というのは、そもそも矛盾する概念なのではないか……。

ということであまり気が進まないのだが(笑)、何度もこの本に書いてあるように、この本で提供するのは**理想ではなく次善のアドバイス**である。お酒にだって、飲み方がある。「少しでもお酒の飲み方を改善したい」というビジネスパーソンがいたら、以下に書かれていることの中から「実行できそうなこと」を1つでも2つでもいいので試してみてほしい。必ずや、将来のあなたの健康に貢献するはずだから……。

お酒に「いい酒」も「悪い酒」もない！

基本的に、飲酒習慣の健康への悪影響は摂取する**純アルコール量**によって決まってくる。その「量」は人によって異なるのだが、基本的に濃い酒（ウイスキーのストレートなど）なら少量でも悪影響が出るし、薄い酒（ビールなど）なら多少は飲んでも影響が少ない。

こう書くと「ウイスキーは悪酔いしやすく、ビールは悪酔いしにくい」かのように聞こえるかもしれないがそうではない。

純アルコール量は、アルコールの濃度（○度あるいは○パーセント）×量（○グラムあるいは○ミリリットル）で計算できる。たとえば、ビール（5パーセント程度が多い）を中ジョッキ（500ミリリットルくらいとして）で飲むと「0・05×50

図3-1　純アルコール量を求める計算式

アルコールの濃度×量÷100×0.8

（度／%）　（g／ml）　（比重）

純アルコール量　20グラムの目安

ビール	中ジョッキ１杯（500ml／アルコール度数：約５度）
日本酒	１合（180ml／アルコール度数：約15度）
ウイスキー	ダブル１杯（60ml／アルコール度数：約40度）
ワイン	１／４本（180ml／アルコール度数：約14度）
焼酎	0.6合（110ml／アルコール度数：約25度）

※数字は概算

0＝25」。25ミリリットルをグラムに直すと（アルコールは水よりも軽いので）「25×0・8＝20」となり、純アルコール量は約20グラム。

一方、ウイスキー（40パーセント程度が多い）をダブル（だいたい60ミリリットル）で飲むと「0・4×60＝24」。同様に「24×0・8＝19・2」となり純アルコール量は約19グラム。両者はほとんど同じで、どちらがよくてどちらが悪い、という話にはならない。

つまりは**どんな酒でもたくさん飲めば悪さをする**と肝に銘じよう。今のところ「酒の種類の違いによる健康への影響の差」

は、ほとんど報告されていない。たとえば「糖質を含む日本酒を飲むと糖尿病になりやすいけど、糖質を含まない焼酎なら糖尿病になりにくい」などという証拠は、ない。

「チャンポン」は悪酔いのもと

チャンポンというのは、ビール・日本酒・ワイン・焼酎・ウイスキー等々、多種類のアルコール飲料を次々に飲むこと。昔の人はチャンポンをすると悪酔いするが、1種類なら（大量に飲んでも）悪酔いしないといって、チャンポンを避けるようにしていたようだ。しかし、これに根拠はなさそう。つまり、1種類の酒でも大量に飲めば悪酔いはする（し、健康にもよくない）。

ただし、チャンポンは飲むたびに「口当たり」が変わるので、飽きずにダラダラと飲み続けることになりがち。逆に、1種類（たとえばずっとビール）だけだとやがて飽きてくるので、それほど大量には飲めないことになる。つまり、チャンポンをすると酒量が増えることになり、そのために悪酔いをするのだろう。

大量の飲酒によるリスクを減らすためにはチャンポンを避けることが好ましい。

お酒を上手に飲むための「4つのルール」

先ほど「お酒に善し悪しはない。要は量の問題」と書いた。そのことと矛盾するのではないか？　と思う読者があるかもしれないが、これから書くのは「酒の種類」による差ではなく「飲み方」の違いだ。

家ではビールか日本酒、外ではワインかウイスキー

一般的に（その場の雰囲気にもよるが）ビールや日本酒はお互いに「注ぎ・注がれ」ということが多い。そのため、外で大勢で飲んでいると自分で飲んだ量がわからなくなり、つい飲み過ぎる。家で飲むときには「何本飲んだ」と計算がしやすいため、けじめがつく。

逆に、ワインやウイスキーは、外で飲んでいても自分のペースで飲めるので「注が

れて飲み過ぎる」ということが比較的少ない。ただし、家で飲んでいると「何本目」と数えにくいので、ダラダラと飲み過ぎてしまうことになりがち。

◯安いお酒よりも高いお酒を

これはもう「財布との相談」なのだが……。安いお酒を大量に飲むのは学生（あるいはごく若い人）に任せよう。ビジネスパーソンはある程度以上の価格のお酒を適量飲むようにしたい。

前者の代表は甘めのサワー。糖分や香料のおかげで口当たりがいいし、財布も痛まないのでドンドン入ってしまう。後者の代表は高めのワインや高級日本酒。うんちくを傾けながらチビリチビリと飲めば、体にも財布にも優しい。

◯宴会以外では「飲み放題」の店は避ける

大人数の宴会は、様々な経済状態や嗜好の人が参加するし、幹事さんの手間も大変なので、「2時間飲み放題」の店になってしまうことが多いのはやむを得ない。しかし、ビジネスパーソンが少人数で飲むときには飲み放題の店はやめよう。食事も酒も話題も、一定レベル以上にして楽しみたい。飲み放題の店では、普段それほど飲まない人でも、なぜかツイツイ飲み過ぎてしまうというのが「人間のサガ」。

◯飲酒機会(回数)を減らす!

ビジネスパーソンが実践可能でかつ効果も期待できる「飲酒方法」を何点かあげたが、いずれも、飲み会に突入してしまってからではなかなか実行しづらいことであることもたしか。なので、結局は、健康のためには**外で飲む機会を少しでも減らす**しか方法はない(「家飲み」では、過度の飲酒になる危険性が「外飲み」よりも低くなる)。

また、若いうちは飲酒の悪影響が肉体的にも精神的にもなかなか表面化しにくい。しかし、そのツケは中高年以上になって回ってくる可能性が高い。明らかに健康を崩して受診したときに、ここに書いたようなことを医師から言われたら、それは「アドバイス」ではなく「治療」である。「できることから実行するほうがいい」などという生やさしい状況ではなく「守らなければならない」事態となる。

最悪（?）の場合は禁酒を言い渡される。お酒の好きな人が禁酒など守れるわけはないので、飲酒を続けて致命的な疾病を招くことになりかねない。そうなる前に（医者から禁酒を言い渡される前に）ここに紹介したような「節酒」を、若いうちから心がけよう。

lesson 2

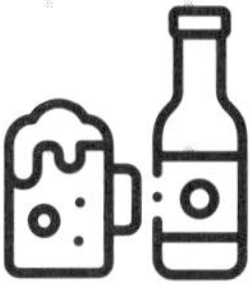

「お酒に強い人・弱い人」それぞれの飲酒注意事項

飲酒による健康被害の原因は「アルコール」と「アセトアルデヒド」

大人ならみんな知っていることだが、飲酒をすると顔が赤くなる人とならない人がいる。いわゆる「酒に強い人」と「酒に弱い人」だ。酒の主成分はアルコール（エチルアルコール）だが、体内に入ったアルコールが飲んだ人の顔を赤くする作用は、それほど強くはない。

アルコールは（主として胃から）吸収されると、血管を通って肝臓へと運ばれる。肝臓に運ばれたアルコールは（主として）アルコール脱水素酵素によってアセトアルデヒドという物質に分解される。アセトアルデヒドは、アセトアルデヒド脱水素酵素によって最終的には水と炭酸ガスに分解されて体外へと排出される。

この一連の過程で最終的に生ずる水と炭酸ガスは人体に悪さをしない。**問題はアルコールとアセトアルデヒドの2つ**だ。とりわけ、アセトアルデヒドは、頭痛・悪心・嘔吐・二日酔いなどの原因となる。

アルコールも厄介だ。先ほど「アルコールは肝臓で分解される」と書いた。基本的には、人体にとって好ましくない成分なので分解をするのだが、大量に入ってくると分解能力が追いつかず、アルコールが肝臓を通過して（心臓を介して）全身へと送られる。そしてその一部が脳へと到達する。

脳には、好ましくない成分をシャットアウトする機能（関門）があり、脳に必要な成分だけしかそこを通過できない。たとえれば、社長室に平社員や飛び込みの訪問販売などが平気で入ってこないように秘書がチェックしているようなシステムといえよう。しかし、なぜか、アルコールはこのシステムを容易に通過し、脳細胞へと達するようだ。脳細胞へと達したアルコールはいわゆる酩酊状態を引き起こす（もしかしたら、脳はコレを求めているのかも？）。多くの人が飲酒習慣に引きつけられるのは（そして最悪の場合はアルコール依存症に至ってしまうのは）このせいであろう。

最も注意が必要なのは「少しなら飲める人」

さて、問題はアセトアルデヒドだ。前ページに書いたように様々な悪さをするアセトアルデヒドなので、肝臓では可能な限り素早く分解しようとする。この分解能力の強さは、大きく3段階に分類できる。①すごく強い、②そこそこ強い、③きわめて弱い、の3つ。もちろんその強さはそのまま、いわゆる「お酒の強さ」に大きく影響する。①の人は「酒豪」、③の人は「下戸」、②の人は「お付き合いする程度」。

この差は、アセトアルデヒドの分解能力の差であり、これは遺伝的に決まっているので、本人ではどうすることもできない。お酒の弱い人に向かって「付き合いが悪い」だの「若いんだから大丈夫」だのといって、無理強いなどしては絶対にいけない。③の人に大量の酒を飲ませると、最悪の場合は死に至る。

③の人は、自分も周囲も「酒がまったく飲めない」とわかっているので、じつは、それほど大問題には至らないことが多い。問題は②の人だ。周囲の人も自分も「少しは飲める」と思っているので、飲酒機会が多くなる。しかし、体内(肝臓)に入ってきたアセトアルデヒドの処理能力が弱いので、長時間にわたってアセトアルデヒドの悪影響を受けてしまう。

アセトアルデヒドによる悪影響は顔が真っ赤になったり、鼓動が激しくなったり、眠くなったり、吐き気がしたり、肝心な場面で醜態をさらしてしまうという「目に見える」状態だけではない。アセトアルデヒドは飲酒による肝障害の主たる原因だということはほぼ確実だし、変異原性(DNAや染色体に変化をもたらす性質)を持つ、つまり発がん性が疑われるという報告もある。

〝お酒に弱いけれども多少なら飲める②の人〟に「鍛えれば強くなる」「酒は百薬の長」などといって飲酒をすすめてはいけない。

「お酒に強い人」も肝臓は相当に酷使されている

では、お酒に強い人はたくさん飲んでもかまわないのだろうか。

お酒に強い人はアセトアルデヒドを分解する能力が強いので、そうでない人と比べるとアセトアルデヒドの悪影響を受けにくいことはたしかだ。しかし、アルコール→アセトアルデヒド→水と炭酸ガス、という代謝過程の中で、肝臓は相当に酷使される。**大量のアルコールの代謝には大量の肝細胞の犠牲を伴う。**

健康診断などの血液検査項目にγ‐GTPがある。**飲み過ぎ指標**とも呼ばれている項目だ。γ‐GTPは肝細胞の中にある酵素で、アルコールを代謝する際に（肝細胞が壊れて）血液中に出てくる。γ‐GTPが高値だということは、たくさんの肝細胞が壊れたという証拠でもある。肝臓のダメージは大きい。

また、大量のアルコールはいちどきには分解できないので、心臓（血液）を介して脳の細胞へと至っている。アセトアルデヒドの影響が少ないために頭痛や吐き気がほとんどなかったとしても、脳は酩酊している。外見は酔っているようには見えなくても、**運動機能は低下しているし、判断能力も鈍っている**。失態を演ずる危険性は、間違いなく増えている。ましてや車の運転などもってのほか！　酒に強いことと酩酊状態にならないことは「別のこと」だと肝に銘じよう。

さて、「強くはないがお酒を少しは飲める人（117ページの②の人）」の中には「昔よりは少しお酒に強くなった」という人がいるだろう。はたして、お酒に「強くなる」のだろうか？　答えはＹＥＳ、ただし「ほんの少し」だけ。

肝臓ではアセトアルデヒドを分解すると書いたが、分解酵素には少なくとも2つあることがわかっている。メインの酵素（ＡＬＤＨ2という）とサブの酵素（ＭＥＯＳ）だ。メインの酵素は、その作用が強くなったり増えたりすることはないらしいのだが、サブの酵素のほうは飲酒習慣によってその働きが活発になるらしいことがわかった。

ただし、お酒には多少は強くはなっても、②の人はアセトアルデヒドに長時間さらされることには変わりがないので、「強くなる」ための訓練などはしないほうがよかろう。

ウコンやシジミが悪酔い防止になるという証拠はない

「健康との関係」だけでいえば酒は飲まないに越したことはない。しかしだからといってみんながみんなすぐに禁酒できるわけではないことも承知している。では、飲酒の悪影響を軽減する方法はないのだろうか？　たとえば〝飲む前に飲む〟と宣伝している、あるいは〝お酒を飲んだ翌朝に〟と宣伝している健康食品類は効くのだろうか？

よく知られているのはウコン（効くといわれている成分はクルクミン）とシジミ（効くといわれている成分はオルニチン）だろうか。現在の日本では「ある食品（成分）に効果があるかどうか」を確認する、最もたしかで簡単な方法は、国立健康・栄養研究所の『健康食品の安全性・有効性情報』というサイトを見ることだ【223ページ★4】。

これを見ると、ウコン（クルクミン）には〝飲酒前に服用することによって悪酔いをしない〟などの効果は期待できないことがわかる。「効かないという証拠」は立証できないが、「効くという信頼できるデータ」はない。そもそも、よく見かけるウコン系のドリンクのほとんどは**炭酸飲料であって医薬品ではない**。効き目を期待するほうが間違っている。

〝二日酔いに効果がある〟と謳ってあるシジミ（オルニチン）にも、同様に「効くという信頼できるデータ」はない。〝シジミ何十個分〟であっても、それは同じ。飲み過ぎた翌朝、何も口にせずに出かけるよりも、たとえシジミの味噌汁1杯であっても何か口にして出かけるほうがいいだろう、という程度の健康上の効果はあるかもしれないが……。

いずれにしても、〝ウコン飲料を飲んであるから〟あるいは〝シジミサプリを用意してあるから〟という理由で、普段よりも多量に酒を飲むのであれば、そちらのほうがよほど害があろう。それであれば、何も準備をしないで、飲酒量も控えるというほうが健康にははるかに貢献する。

lesson 3

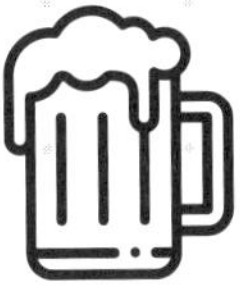

ビールを避けても痛風は予防できない

ビールのプリン体はそれほど多いわけではない

通風は「おじさん＝中高年の男性」に多い病気だが、近年、若い男性や女性にも増えてきているようだ【223ページ★5】。そういえば、筆者の周囲でもまだ30代なのに「痛風を気にしている」というビジネスパーソンにたびたび出会うようになった。その予防策としては「ビールを避けるようにしている」という人が多い。その対策は本当に正しいのだろうか?

痛風の本態(本当の姿)は、**血液中の尿酸量が基準を超えて増えている状態=高尿酸血症**である。高尿酸血症の状態が長期間続くと、血液中に尿酸の結晶が生じ、これが体の各部を傷害してさまざまな疾病を引き起こす。

痛風の直接的な原因となる尿酸はどこからくるのだろうか? 尿酸は、体内でプリン体が代謝された(分解・利用された)結果に生ずる。そのため、痛風を気にする人はこのプリン体にビクビクしているはず。

プリン体というのは、ほとんどの細胞(の中の核酸)に存在している物質で、**うま味の元**ともいわれている(プリン体が多いといわれている物においしい物が多いのもうなずける)。細胞分裂に深く関わる物質で、分裂を盛んに行なうレバー類や魚卵類にはプリン体が多く含まれる。

多くの人は「プリン体が多い」といってビールを気にするが、ビールはそれほど多くのプリン体を含んでいるわけではない。比較すると、他のアルコール飲料（ウイスキーや焼酎や日本酒やワインなど）よりはビールのほうがプリン体をやや多く含むのだが、痛風の主たる原因となるほどの量ではない。逆にいうと、痛風を気にする人が、ビールを飲む代わりに「プリン体ゼロの発泡酒」や先ほどあげた「他のアルコール飲料」を飲んだとしても、意味のあるような効果は生じない。アルコール飲料から摂取するプリン体の量よりも、私たちの細胞の中にあるプリン体の量のほうがはるかに多いからだ。

同じことは、飲料だけではなく、食べ物についてもいえる。飲み会で「おつまみとしてピッタリ」の魚卵類やレバー類だけを避けても、体内のプリン体量にそれほど多くの影響を与えはしない（それだけをよほど大量に食べれば別だが……）。

「酒の飲み過ぎ」こそが痛風の原因

プリン体が代謝された結果に生ずる尿酸は、普通なら、腎臓で濾過《ろか》されて（尿として）体外に捨てられる。何らかの原因によって、血液中に多量の尿酸が滞留したのが「高尿酸血症」であり、その状態が続くと「痛風」という症状が現れる。

高尿酸血症を招く「何らかの原因」は2つある。その1つは、プリン体の代謝が盛んに行なわれて、尿酸が異常に多く合成されること。2つめは、血液中の尿酸を腎臓から（尿へと）排泄《はいせつ》する機能が低下すること。この両方ともがアルコール摂取と深く関わっている。

アルコールは前者の作用（体内での尿酸の合成作用）を促進する。そのため大量に飲酒をすると、血液中に多量の尿酸が送り込まれる。ただし、この作用は「ビールで強く、他のアルコール飲料では弱い」ということではない。お酒の種類にかかわらず（たとえば日本酒であっても）大量に飲めば血中尿酸値を上げる【223ページ★6】。つまり、「ビールの飲み過ぎがよくない」のではなく**「お酒の飲み過ぎがよくない」**のだ。

また、後者の機能低下にもアルコールが関わっている。血液中の尿酸は、一定以上に増えると腎臓における濾過作用が高まり、通常なら、血液中の尿酸値が高くなり過ぎないようになっている。しかし、アルコールはその濾過作用を低下させることもわかっている。

そのため、大量に飲酒をすると「体内での尿酸の合成量が多くなる」ことに加えて「尿酸の体外への排泄が少なくなる」ために、ダブルパンチで高尿酸血症になるリスクが高まるのである。すなわち、「ビールを避ければいい」のではなく「節酒を心がける」ことが肝要だということになる。

痛風予防には「肥満」を防ぐことも大事

飲み物だけではなく、食べ物でも、やはり、似たようなことがいえる。

プリン体はきわめて多くの食品に含まれているので、食品から摂取するプリン体量も、けっして無視できるわけではない。食べ方によってもプリン体の摂取量は変わってくる。動物性食品（魚類や肉類）のほうが、植物性食品（穀物類や野菜類）よりもプリン体を多く含んでいるので、高尿酸血症のリスクは高くなる【223ページ★7】。ただし、動物性食品であっても乳製品にはプリン体はほとんど含まれない。

このようにけっこう複雑であるばかりではなく、私たちの体内でプリン体から産生される尿酸の量も少なくはないので、食べ物にさえ注意をしていれば大丈夫というわけではない。

じつは、肥満者では前述した「尿酸の体外への排泄機能が低くなる」という研究がある。つまり仮に、プリン体の少ない食べ物ばかりを選んで食べていても、食べ過ぎることによって太ってしまうと、血液中の尿酸を体外に排泄しにくくなるために、高尿酸血症になるリスクが高まってしまうのだ。

食べ過ぎと同じく、運動不足も肥満の原因なので、そちらにも気を付けなければならない。さらに運動習慣は尿酸値を下げる働きもするという研究もある。食べ過ぎない・運動不足にならない、そしてその結果、肥満しない……ということが高尿酸血症を軽減し、痛風の予防に役立つことになる。

プリン体の多い食品【223ページ★8】を覚えてそれを避けるのは大変な労力を要する。覚え間違いもあるだろうし、「多い食品と少ない食品の差は微妙」でもある。そもそも、酒席でイチイチそんなことを実行してはいられない。つまりは、たいていの場合「この努力は無に帰す」ことになりがち。

プリン体の多い飲食物を避けることにきゅうきゅうとするよりも、**食べ過ぎない・飲み過ぎない・運動不足にならない**ことのほうが実践的である。

それでもこれが面倒で、足の親指の付け根が痛いくらい我慢しようと考える人もあるかもしれない（いつもいつも痛いわけではないし……）。しかし、それはダメ！

血液中の尿酸の結晶は足だけを傷害するわけではない。他の内臓、たとえば〝肝腎かなめ〟といわれる腎臓をも傷害することがわかっている。足が痛くはなくても、腎不全（治療が困難で、致命的でもある重大な疾病）に襲われるリスクもある。けっして高尿酸血症を放置してはならない！

lesson 4

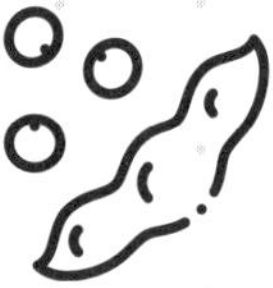

肝臓を守る！ おつまみの上手な食べ方

お酒に「合う物」ばかり選ぶと 塩分・カロリーの過剰摂取に

ここまでは「お酒の好きな人のための節酒法」というハードルの高いテーマ。お酒好きの人に「飲酒量を減らせ」といってもなかなか聞き入れないが、いっしょに食べる料理、いわゆるおつまみの種類や量を変えることなら「聞く耳を持つ」はずなので、宴会時の食事法を考えてみよう。

おつまみは高塩分・高カロリー

基本的に**おつまみはカロリーか塩分（あるいはその両方）が多い**ことを肝に銘じておこう。料理は多種多様なので一概にはいえないのだが、一般的には「和風のおつまみは塩分が高く、洋風のおつまみはカロリーが高い」ことが多い。また、これも個人の好みなので、やはり一概にはいえないが「ウイスキーなどの強いお酒には高塩分のおつまみが合い、ビールなどの弱いお酒には高カロリーのおつまみが合う」傾向にある。

合う物（合いすぎる物）ばかりを選んでいると栄養的に偏ったり過剰摂取につながったりする。何よりも、アルコールが進む（進み過ぎる）。酒のおつまみとはいえ、和風・洋風・中国風などをバランスよく頼みたい。お酒の種類とおつまみの相性（日本酒には和風料理、洋酒には洋風料理、中国酒には中国風料理等々）を重要視する人は、「飲み会」ごとに違う種類のお店（和風店、洋風店、中国風店等々）を選択するようにしよう。

❏加熱野菜料理を最初に頼む

おつまみを頼む際に見る**メニューは野菜料理から先に見る**クセをつけよう。そして「加熱した野菜料理（できれば煮物か焼き物か蒸し物）」を最初に頼む。そのあとで好きな物を注文する。

理由は、好きな物を最初に頼み、あとで（健康のことも考えて）野菜を頼もうとすると、頼み忘れることになるから。加熱野菜系のおつまみを、最低一品は注文したいので、最初に選ぶ。また、一般的に早く頼んだ物は先に出てくることが多いので、野菜物を最初に食べることにつながるだろう。アルコールの吸収速度や血糖値の上昇速度を少し遅くするのに役立つ。

▢豆腐類・乳製品・芋類・海藻類・キノコ類も忘れずに

和風のお店なら大豆製品（納豆など）・豆腐系料理（冷や奴など）を一品、洋風のお店なら乳製品（チーズなど）料理を一品、注文する。これも「注文し忘れがちな料理」だ。

芋料理も注文したい（ただしフライドポテト以外）。豆類（枝豆など）や芋類（里芋の煮物など）には食物繊維が多いので、おつまみに含まれている塩分や脂肪分を体外へと排出する手助けをしてくれる。

和風のお店なら、海藻料理（海藻サラダなど）あるいはキノコ料理（エノキダケの炒め物など）のいずれか（もちろん両方でもいい）も頼みたい。これらは比較的低カロリーで、かつ満腹感がある。

▢メインが「肉だけ」にはならないように！

頼み忘れることはほとんどなさそうだが、主菜（動物性タンパク質）系料理としては**肉料理と魚料理をバランスよく**（一品ずつとか）注文しよう。肉料理ばかり（たとえば鶏の唐揚げ＋ソーセージ盛り合わせなど）注文することのないようにしたい。

ちなみに、アルコールは肝臓で代謝（酵素によって分解）されるのだが、このときに肝臓の細胞に負担をかける。その修復には動物性タンパク質が効果的である。

◯調理法にも変化をもたせる

おつまみの食材にバラエティを持たせることも大事だが、調理方法にも変化をつけて頼むことも大切。揚げ物だけではなく、生もの（刺身など）・焼き物（焼き鳥など）・蒸し物（シュウマイなど）・煮物（もつ煮込みなど）・炒め物（野菜炒めなど）・酢の物（ワカメの酢の物など）、時期によっては鍋物もいい。**調理法に変化を持たせると、栄養バランスが整いやすい**。同じ調理法（たとえば揚げ物ばっかり）だと、栄養的に偏りが生じやすいことを覚えておこう。

◯酔ってからおつまみを「追加」しない

おつまみは、酒宴のスタート時に「適量」をしっかりと注文することも重要なポイント。酒宴が進むにつれて酔いが回ってきて冷静な判断ができなくなるので、基本的に、おつまみの追加注文はしない。酔いに任せて次々に注文をすると、せっかくシラフのときに（健康と財布の事情を考慮して）注文したことが、台無しになる。

最初に注文したおつまみが出揃って、それを食べ終わったら、その時点で「お開き」にする。

最近はデザートが豊富（豪華かつ大量と言い換えてもいい）な傾向になってきた。とりわけ女性の場合は「別腹」などといってデザートを食べ過ぎがちなので、注意したい。**別腹も自分の腹**である！

まずは普段の食生活を整えるのが大前提

酒宴の食事の留意事項が守りにくいことはよくわかる。ここに書いたことを「すべて実行しろ」というわけではない。とりわけ宴会では現実的にほとんど守れない、でも、できることがあったら（覚えていることがあったら）1つでも2つでもいいから実行してほしい。

しかし、それよりも大事なことは「普段の食生活」である。普段の食生活をないがしろにしているくせに、酒宴のときだけ野菜ばっかり食べても効果的ではない。むしろ、酒宴では気を遣わずに飲食できるように、**普段の食生活をバランスよく・適量にする習慣こそが肝要**である。

lesson 5

シメのラーメンを我慢できない理由

飲酒後の空腹感は脳の〝勘違い〟

酒宴で飲食をしたあとに摂取カロリーが足りないというケースはほとんどない（栄養素バランスが偏っているということは多々あるが）。お酒とおつまみでカロリーは充分すぎるほどとれていることがほとんど。

食欲が発生するメカニズムはかなり複雑だが、血液中のブドウ糖の量（血糖値）が大きく影響することがわかっている。血糖値が低くなると食欲が増進するし、血糖値が高くなると食欲は減退する。前回の食事から時間が経過すればするほど血糖値が低くなるので何か食べたくなる。逆に、食事前の子どもが甘味飲料などを飲むと血糖値が上がってしまうので、食事を食べたがらなくなる。

一般的に、お酒を伴う食事をすると、アルコールを肝臓で代謝する際の生理的メカニズムの結果、飲食後に血液中のブドウ糖の量が少なくなる（低血糖気味になる）ことが多い。そのため、飲食後は、食事量をたっぷりとっているにもかかわらず「空腹感」を感じて食欲がわくケースが少なくない。さんざん飲食をしたあとでも「シメ」を食べたくなるのはそのせいだと考えられている。

「お酒ばっかり飲んでいてあまり食べてないからお腹がすいている」と感ずるのは、明らかに脳の勘違いである。とりわけ**ラーメンは「お酒のあとの食べ物」としてはカロリーも塩分もあまりにも高すぎる。**酔いのせいで判断力が低下していることも加わって、勢いで「シメのラーメン」を食べる人が多いが、絶対におすすめできない。好ましくない習慣なのでやめよう。

食べ物としてラーメンが悪いわけではない。普段、おいしいラーメンを食べればいいのであって、酔った勢い（勘違い）で食べるのは、ラーメンにも失礼ではないだろうか……。

から酒は絶対にNG

「あれも食べるな」「これにも注意しろ」といろいろ書くと、それならお酒だけ飲んでおつまみをできるだけ少なくすればいいのか⁉　と、やけになる人がいるかもしれない……。が、それはダメ。

おつまみなしでお酒だけを飲むいわゆる**「から酒」は胃にも肝臓にも大きな負担をかける**。それだけではなく、お酒はカロリーだけはあるが、他の栄養素はまったく含まれていない。三食のうちの大事な1食をそういう物ですませてはならない。酒宴も

1回の食事であるという食習慣を忘れないようにしたい。

アルコールに関しては「1グラムが7キロカロリーとされているが、実際にはもっと低いのではないか」という説があるし、「アルコールは体脂肪にはなりにくい」という説もある。その一例としてアルコール依存症がある。アルコール依存症の人の多くは大量に飲酒をするけれども食事をほとんどとらない。そしてほぼ例外なくやせている。カロリー不足と栄養素バランスが極端に悪いせいで健康状態もかなりよろしくない。

ただし、だからといってビジネスパーソンが「お酒を飲んでも太らない」ということにはならない。たしかに、アルコールのカロリー数はそれほど多くはなく、体脂肪（182ページ参照）にもなりにくいようだ。しかし、体内に入ったアルコールのカロリーは（体脂肪にはなりにくくても）身体を動かしたりあるいは体温を保ったりするのに使われる。そうすると、飲酒時に食べた食品のカロリーが（そちらにはほとんど使われることなく）体脂肪として蓄えられることになる。**飲食時の「食事分のカロリー」はきわめて効率よく体脂肪になる**、と覚えておこう。

第4章

気になる体重・体脂肪!
忙しいビジネスパーソンのための簡単ダイエット

無理なく続けて健康になるための
減量の極意

lesson 1

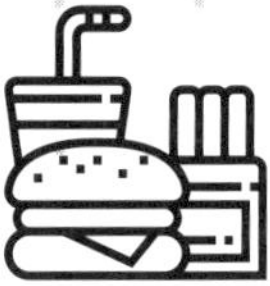

体重を減らしたい人が最初に制限すべき食べ物

カロリーは必ずあなたの口から入ってくる

この本の最初（18ページ）に「食べ過ぎかどうかはカロリー計算ではなく体重計に聞け」と書いた。そして「ＢＭＩ（25ページ）が25以上なら食べ物を減らせ」とも書いた。そこで**何を・どうやって減らすか**である。

これまでに提唱されたダイエット【150ページ★C】、しかも大流行したダイエット法だけに限っても10くらいはすぐにあげることができる。朝バナナダイエット・納豆ダイエット・タマネギダイエット・リンゴダイエット・低インシュリンダイエット・断食ダイエット・糖質制限ダイエット……等々、枚挙にいとまがない。これらに共通していることが2つ。1つは「ある人（有名人や医師などの専門家であることが多いが、たまには無名人のこともある）がこの方法でやせた」という事実があること。2つめが「いくら大流行しても一定期間後にすたれる」こと。

ビジネスパーソンならすぐに理解できると思うのだが、ある個人（ある組織）がある方法で事業的に成功を収めたとしても、普通はすぐに飛びついたりはしないものだ。そこでは成功したがそれはウチにも通用する方法なのか？　「一時的な成果」ではないのか？　そもそもその情報はガセネタではないのか？　など、慎重に検討を重ねるはずだ。にもかかわらず、ダイエット法になると（相当に優秀なビジネスパーソンであっても）「だれかが成功した」と聞いただけですぐに飛びつく人が多いのはな

図4-1　ダイエットの基本＝エネルギーの出納

消費カロリー＞摂取カロリー＝**やせる**
消費カロリー＜摂取カロリー＝**太る**

消費カロリーは運動量に左右され、
摂取カロリーは飲食に左右される。

ぜなのだろうか？　不思議でならない。

ダイエットの基本は「エネルギーの出納」、言い換えれば「カロリーの出入り」である。**消費カロリーよりも摂取カロリーのほうが多ければ太るし、その逆であればやせる**。会社の経理や家計簿とまったく同じ理屈だ。支出よりも収入のほうが多ければ出納はプラスになるし、収入よりも支出のほうが多ければ出納はマイナスになる。ごく基本的で単純な理屈だ。

消費カロリーというのは運動量に左右されるし、摂取カロリーというのは飲食に左右される。174ページに書くが、運動による消費カロリーの増加はとても大変である。そのため、エネルギーの出納をマイナスにするためには「飲み食いを減らす」のが手っ取り早い。

カロリーは、必ずあなたの口から入ってくる！

「○○制限ダイエット」に潜む〝罠〟

体重を減らすために「○○ダイエット」を実践しようと思う人は、次のことを確認しなくてはならない。そのダイエット法が「消費カロリーを増やす」ことになっているかどうか、あるいは（こちらのほうが重要だが）「摂取カロリーを減らす」ことになっているかどうかである。これはビジネスパーソンなら冷静に考えればわかるはずだ。たとえば「朝食をバナナと水だけですませば、昼と夜は何を食べてもいい」などという方法で摂取カロリーが減るわけがない。つまり体重が減るわけがない。

これはどんなにエライ先生が提唱しようが、テレビでシャレタことをしゃべっている有名人が力説しようが同じで、ダメなものはダメ。「糖質を制限すると、こうこうこういう理屈で代謝が変化し体重が減少する」などととうとうと解説しても、糖質とほとんど同じカロリーをもっているタンパク質の摂取量が増えたり、糖質よりもカロリーが多い脂肪の摂取量が増えたりすればトータルの摂取カロリーは増加するので、体重が減るわけがない。

ついでに紹介すると、カロリー源となる栄養素は糖質とタンパク質と脂質の3つ。この3つを**エネルギー産生栄養素**【48ページ★B】という。ビタミンやミネラルは、重要な栄養的働きをしはするが、カロリー源にはならない。

誤解のないようにいっておくが「糖質制限をしても体重は減らない」といっているわけではない。糖質制限をしてかつトータルの摂取カロリーが減少すれば（＝タンパク質や脂質が増えなければ）体重は減る。このことは、制限する栄養素が糖質であろうがタンパク質であろうが脂質であろうが、同じ。ということは、タンパク質制限ダイエットも成立するし、脂質制限ダイエットも成立する。

ただし、いずれの場合も「ある栄養素を含む食品を制限する」ということになると、たとえ体重は減少したとしても、摂取する食材の数が激減してしまう。つまり摂取する栄養素の種類が減少するので不健康になるリスクはぐんと高まる。このことはこの本の冒頭（18ページ）に書いた。

ところで、断食はどうだろうか？　これは、ここに書いた理屈からいって（断食すれば間違いなく摂取カロリーが減るので）体重は必ず減少する。ただし、カロリーが減るだけではなく、摂取栄養素がゼロになるわけなので、そのうち健康を害する。治療のために減量の必要な患者が、医師の指導の下で行なう「断食治療」以外は絶対にすすめられない。短期間だけ行なうプチ断食は、その期間だけは間違いなく体重が減るが、日常生活に戻れば体重は元に戻る（どころか反動で増えてしまうケースも多い）ので、これもすすめない。

また、DNA説はどうだろうか？　極端な説としては「水を飲んでも太るDNAが親から遺伝している」というもの。ここまで読んできた読者はすでにおわかりだと思うが、ノーカロリーの水をいくら飲んでも（たとえDNAがどんな作用をしても）摂取カロリーが増えることはない。

そこまで極端ではなくとも「口から入ったカロリーが体脂肪になりやすい」というDNAを持っている人はあるかもしれない。ただし、ここで注意しなくてはならないことがある。それは、**DNAのせいにしてしまうと「真の原因＝食べ過ぎ・飲み過ぎ」が見えなくなってしまう**ことだ。「水を飲んでも太る体質」なのだからと諦めるがゆえに「適量の飲食をする」ことがおろそかになる。そして、その結果、太る。

原因を正しく認識できないと正しい対応ができなくなる点は、ビジネスもダイエットもまったく同じである。

「一番好きな物」を「少し」減らす

さて、食べ過ぎや飲み過ぎの人が**適量の飲食に戻す**ためには何を減らせばいいのか？　今は栄養学も個人対応の時代である。一人ひとりの生活を分析し、飲食物を調べ上げ、摂取カロリーを計算し、体質を見極めて「何をどれだけ減らせばいいか」という結論を導き出す。しかし、それは至難の業に近いし、この本の趣旨とはほど遠い。

「何を減らせばいいか」は個人によって大きく異なるのだが、たった1つだけ「すべての人に当てはまる」真理がある。**体重を減らしたい人が最初に制限すべき物、それはあなたの一番好きな物**である。お酒の好きな人はお酒を、揚げ物を好きな人は揚げ物を、スイーツが好きな人はスイーツを、「少しだけ」減らす。

たとえば、毎日お酒を飲んでいる人は**休肝日**を週に1日だけ作る（可能な人は連続した2日を目指す）、毎日甘い物を食べている人なら週に1度だけ**休甘日**（これは私の造語）を作る、週に2回天ぷらを食べている人があったら週に1度にする、などから始めてみよう。

逆に、ダイエットをする際、嫌いな物から減らしていく人をときどき見かける。私は長い間この仕事をしているが、嫌いな物を食べ過ぎて太っている人に出会ったことがない。**嫌いな物を減らしても減量効果はほとんどない**。一番好きな物を少し制限する……これがダイエットのコツなのだ。

「好きな食べ物を減らす」というと怒る人がいる。「自分の人生、何が悲しくて好きな物を減らさなくてはならないのか！」と。しかし、私は「やめろ」といっているわけではない。「健康のために少し減らそう」と提案しているだけだ。それをせずに、肥満のままの生活が長く続くと、将来、糖尿病や脂質異常症（かつて高脂血症といっていた疾病）や高血圧症になるリスクがきわめて高い。

たとえば糖尿病になると、医師からは「お酒はやめなさい」といわれるだろう。「制限する」のではなく「断酒」を指示される。断酒などそう簡単にできることではないので、飲み続けることになるが、その後は脳血管障害や心臓血管障害が待っている。仕事や遊びどころではなく、生命の危険さえ伴う。そうならないうちに「少し制限する」生活を始めるのが、まともなビジネスパーソンのスマートな選択である。

【★C】　ダイエットというのは、本来は「制限された食事」という意味であり「やせること」という意味ではない。しかし、一般的には（とりわけ日本では）ダイエットは「やせること」という意味合いで使われている。この本では一般的な解釈にならって「ダイエット＝やせること（運動も含めて）」という意味で用いてある。

lesson 2

減量目標は「ひと月で1キロ」で充分

「一日トータルの摂取カロリー」が減らなければやせない

体重コントロールの基本（であり「すべて」だといってもよい）は**摂取エネルギーと消費エネルギーの出納**だ。つまり、飲食のカロリーと運動（や身体維持）のカロリーの「出入りの差」が体重に反映される。もちろん、後者よりも前者のほうが多ければ体重は増え、その逆であれば体重は減る。これ以外では（ホルモン異常などの明らかな疾病を持つ場合を除き）体重は減りもしなければ増えもしない。

近年、時間栄養学とか、食べる順番ダイエットあるいは糖質制限ダイエットなどがもてはやされている。「朝食と昼食はたくさん食べても、夕食さえ少なくすればやせる」あるいは「先に野菜を食べ、カロリーの高い食材をあとから食べればやせる」「ご飯やパンやスイーツさえ減らせば、肉や魚などのタンパク質をいくら食べても太らない」などという論理だ。

これらの方法で「やせる」ためには、**トータルで摂取カロリーが減る**という単純な事実が必要。朝食と昼食をたくさん食べて夕食を少なくしても「朝食＋昼食＋夕食」の合計カロリーが多ければ、体重は減らない（ある種の生活習慣病には好ましい影響を与えるかもしれないが）。逆に「朝食抜き・昼食控えめ・夕食たっぷり」の食事であっても、一日トータルのカロリー量が少なければ、体重は減る（糖尿病などには悪い影響を与えるリスクが大きいかもしれないが）。

また「寝る直前の食事は体脂肪になりやすい」という研究はあるのだが、その場合でも一日トータルの摂取カロリー量が増えなければ、体重は増加しない。たしかに、寝る直前の食事は体脂肪になりやすいので、体重は増えやすい。夜の間に体脂肪が増えたとしても翌日の食欲が低下することはないので、多くの人では、一日のトータルの摂取カロリーが増え、そのために体重が増加しやすい。しかし、たとえ夜間に体脂肪が増えたとしても、翌日の食事量が増えさえしなければ（つまり一日トータルの摂取カロリー量が増えさえしなければ）、前夜に蓄積した体脂肪を（運動エネルギーとして）消費することになるので、体重は増えない。

先に野菜を食べる食事法は、先に食べた野菜で胃が満たされてあとから食べ物が入りにくくなる。そのため、たしかに「その食事の摂取カロリー量は少なくなる」傾向がある。しかし、その場合は「早くお腹が減る」ので、間食をしてしまったり、次の食事の量が増えたりして、結果的に一日トータルの摂取カロリー量が減らないことが多い。もちろん、この場合には体重は減らない。

入院中など「一日の食事が管理栄養士などによって完全にコントロールされている

場合」には、野菜を先に食べると（一日トータルの摂取カロリー量が増えることはないので）体重コントロールが可能になる。しかも、野菜を先に食べることで食後血糖値（60ページ）の急上昇を押さえることができるために、糖尿病の予防や治療には有効かもしれない。

糖質制限ダイエットは159ページでくわしく書くが、糖質を減らしても脂質やタンパク質が増えれば、一日トータルの摂取カロリー量が減らないので、体重は減らない。

これらのことをしっかりと頭にたたき込まないと、次から次へと登場する「まことしやかダイエット」にチャレンジすることになり、ことごとく失敗する結果を招く。

ダイエットは「一生続けられる」方法を選ぶ

今は、**日本人の健康を大きく左右するのが生活習慣病という時代**なので、**健康管理の基本は体重管理**だといえる。つまり、体重コントロールは、一時的なものではなく**一生継続すべきこと**なのだ。もしあなたが「ダイエットをしよう」と決めたなら、最初に考えるべきことは「そのダイエットは、一生続けることができる方法なのかどうか」である。

「体重が速く減るか」とか「ラクに減量できるか」を基準にしてダイエット法を選択してはならない。仮にそれらの方法で一時的に体重が減っても、やめたとたんに体重は元に戻る。

一生続けられる方法は、**現在の食習慣を大きくは変更しない方法**に限られる。たとえば以下のような方法。

- 「主食のご飯を少しだけ減らす」という方法（ご飯茶碗をほんの少し小さな物に代えるという方法もある）。
- ラーメンなどの麺類の汁を飲み干さずに残す（汁は塩分だけでなくカロリーも意外に高い）。
- 天ぷらや唐揚げなど「明らかにカロリーの高い食べ物」は、1週間のうちに摂取する回数を1回だけ減らす。
- スイーツやアルコールなどの嗜好飲食物は「飲食したら必ず記録する」。

これらなら、いつも通りの食習慣を大きく変えることはないし、しかも一生続けることができよう。心配は「そんなことで体重が減るの？」という疑問。

無理なダイエットはNG！「半年で3％の減量」を目指す

ご懸念の通り、これらの方法で体重が目に見えて減るということはない。しかし、「他の食習慣が同じ」であれば、これだけでごくごくわずかずつではあるが、体重は落ちてくるはず。

そもそも、皆さんは減量ペースをどの程度に設定しているだろうか。ちまたのダイエット法では「ひと月で10キロ」などと謳ってるものもあるらしいが、とんでもないことで、そんなことがあったらそれは「病気」。「ひと月で5キロ」もアブナイ。「ひと月で3キロ」でも多い。

私はせいぜい**ひと月で1キロ**くらいのゆっくりペースを目指すべきだと考える。単純計算で「ひと月で1キロ」なら「1週間で250グラム」「一日40グラム弱」、つまりほとんどわからないくらい。それでも、仮にもしそのままやせたら「半年で6キロ」。

昔は「健康のためには標準体重（BMI（25ページ）＝22）を保とう」というのが体重管理の基本であったのだが、最近では「体重を少し（3％程度）減らせば、それなりの健康効果がある」というように変わってきた【223ページ★9】。体重が80キロの男性なら2・4キロ、60キロの女性なら1・8キロだ。健康のためにはまずこの程度の減量を目標にしよう！

この目標をひと月で達成しようとすると、けっこう無理が生ずるのでリバウンドのリスクも高い。ひと月ではなく、半年でなら**わからないうちに達成**するくらいのペースになるのでリバウンドも少ないはず。

一方で、「普段の食生活をまったく変更せずに体重が減らせる」安易なダイエット法として「サプリメントを食べる（飲む）」という手段も考えられる。しかし、サプリメントを食べるという行為そのものは（ごくごくわずかではあってもサプリメントの分だけ体重が増えることはあっても）体重が減ることにはつながらない。なので、この方法でダイエットは不可能。

万が一、あるサプリメントに「食べるだけで体脂肪を減少させる」というような作用があれば、それは医薬品である。仮にそういう医薬品があったとしても、それは一歩間違うと重大な健康被害を引き起こす可能性が高い。医師の指導下でなければ服用は許可されないだろう。シロウト（ビジネスパーソン）はけっして手を出してはならない！

lesson 3

糖質制限ダイエットがおすすめできない理由

栄養バランスの基本「タンパク質・脂質・炭水化物」

糖質制限ダイエットや炭水化物制限ダイエットの人気が根強い。筆者はこのダイエット法は実践すべきではないと考えているので、くわしく解説したい。まずは「糖質」の説明から。
たくさんある栄養成分の中で、カロリーを持っている（私たちにエネルギーを供給できる）物が4つある。タンパク質（Protein）と脂質（Fat）と炭水化物（Carbohydrate）、そして、同等に扱っていいかどうかは別にしてアルコールの4つ【166ページ★D】。

いろいろな場面で**栄養バランス**ということがよくいわれるが、栄養バランスの一番の基本は、このタンパク質・脂質・炭水化物のバランスである。これを**PFCバランス**という（このことばは覚えておいてソンはない）。

タンパク質：脂質：炭水化物のカロリー比が**15：25：60**くらいになるような食生活を「バランスのいい食生活」という（この数値には幅がある）。糖質制限ダイエットというのは、この「最も基本的な栄養バランス」の重要な要素の1つである炭水化物の中の糖質（この2つの違いは次ページで）を制限してしまうのだから、健康にいいはずがない！

もし「ものすごく糖質を過剰摂取している人」がいたら（自分ではなかなか判断で

きないが）、その人が糖質を少し減らすのは理にかなっている。ただし、現在、日本人のＰＦＣバランスは（平均での話だが）「好ましいバランス」に近い。なので、一般的な日本人は、糖質を制限するとＰＦＣバランスが崩れるほうに作用するので、けっして好ましいことではない。

栄養的にそれほどくわしくはないビジネスパーソンも、まずはこのことを頭に入れておかなくてはならない。

「炭水化物制限」は食物繊維もとれないというリスクも

糖質と炭水化物の違いについても知っておこう。混同している人もあるようなのだが、炭水化物＝糖質ではない。**炭水化物＝糖質＋食物繊維**である。

食物繊維というのは、口から入っても消化・吸収されず、肛門から（便として）排泄される成分。食物繊維は消化・吸収されないのでカロリーはない。**炭水化物の中でカロリー源となる成分を糖質**という。

食物繊維は、かつては「消化・吸収されないのだから、何の役にもたってない」という評価であったのだが、あるときから「胃や小腸や大腸を通過する過程で様々な働きをし、生活習慣病の予防に大いに役立っている」と、ガラッと評価が一変した栄養成分だ。多くの人は「炭水化物制限ダイエット」と「糖質制限ダイエット」の区別ができてないと思うのだが、もしこの2つを区別している人がいたら、糖質制限ダイエットよりも炭水化物制限ダイエットのほうが、健康に悪影響を与えるリスクが高い。

この本では何度も書いているが、体重は「摂取カロリー＝食べ物・飲み物など」と「消費カロリー＝運動・体温維持など」の差で増減する。ただし、消費カロリーのほうは、なかなか、大きくは増えない。つまるところ、体重を減らすためには、摂取カロリーつまり食べ物や飲み物を減らすのが手っ取り早い。

そこでダイエットのためには「糖質制限」あるいは「炭水化物制限」という発想になる。しかし、糖質（炭水化物も同じ）を制限しても、その分だけ（カロリーのある）脂質やタンパク質を増やせば、「摂取カロリーのトータル」は少なくならないので、体重が減ることはない。

もし、糖質（炭水化物）を減らして、脂質やタンパク質を増やさなければ（摂取カロリーのトータルが少なくなるので）体重は減る。しかしいずれの場合も、ＰＦＣバランスが大きく偏るので、健康を損なうリスクがきわめて高い。

糖質制限も脂質制限も減量効果に差はない！

これは何も糖質制限ダイエットだけに限ったことではない。「油脂【190ページ★F】を制限する」という脂質制限ダイエットでも同じことがいえる。つまり、脂質を減らしても、その分だけ糖質やタンパク質が増えれば体重は減らない。そしてやはり、ＰＦＣバランスが偏るので、健康を崩すリスクは高くなる。

糖質制限ダイエットと脂質制限ダイエットのどちらが効果的かを、多くのデータを比較・検討した学術研究がある【223ページ★10】。科学的にかなり信頼性の高い研究だが、これによると**糖質制限と脂質制限による減量効果に大きな差はない**となっている。ここでも、体重が減るかどうかは「何を制限するか」ではなく「トータルの摂取カロリーと消費カロリーの差」によって決まる、としごくまともな結論になっている。

こう見てくると、「いくら減らしてもPFCバランスが崩れない物」はアルコールだけだということになる。糖質制限もだめ脂質制限もだめ、制限していいのはアルコールだけ……なんとも味気ない結論になりそうだ。

しかし、諦めるのはまだ早い。あれもダメこれもダメ……じゃどうすればいいんだ!? とお嘆きのビジネスパーソンへ朗報。

同じ研究で、「糖質制限・脂質制限にかかわらず、ダイエットを始めると（いずれの方法でも）少しだけ体重は減る」ということもわかったのだ。矛盾するようだが、どうやらヒトという生物は**あるダイエット法を始めると、それ以外のことでも体重を減らす行動をとる**らしいことも明らかにされている。

ということは、もし体重を減らしたいなら、糖質制限だろうが脂質制限だろうが「とにかく始める」ことが重要なのかもしれない。

「記録すること」から始めよう！

仮にダイエットを始めたとしても、「自分がちゃんとそれに取り組めているかどうか」は自分ではなかなかわからない。それを客観的に知るもっとも確実な方法は**記録すること**だ。まずは、自分が飲食した物を「確実に記録すること」から始めよう。

昔なら「記録する」ためには手帳を持ち歩いたり、寝る前にすべてを思い出して書き留めたりするなど、けっこう面倒なことであった。でも、今は事情が異なる。食事のたびにスマホに記録すればいい。最も簡単なのは写真撮影。

〝インスタ映え〟など考えず、「撮影もれ（間食やデザートなど）」のないようにすることが大事。あるいは『ダイアリーアプリ』や『メモアプリ』を使う。まずは「何を食べた（飲んだ）か」だけがわかればいい。慣れてきたら「何を」に加えて「どれだけ」を記録したい。

※記録例は次ページに。

【例】

○月○日　朝　トースト（8枚切り1枚）、ジャム（1さじ）、ゆで卵（1つ）、
野菜ジュース（350グラム）

最初のうちは「何を」だけでよい。つまり（　）の中は不要。慣れてきたら「どれだけ（つまり量）」も記録しよう。

記録をとるだけでやせるという研究もあるほどだから、きょうからさっそく始めよう！

【★D】タンパク質：肉類・魚類・乳類・卵類・大豆類など。
脂質：油脂類。
炭水化物：ご飯・麺・パンなどの主食類。
アルコール：カロリーだけはあるが他の栄養成分はない。

lesson 4

「野菜を先に食べるとやせる」の真相

入院治療では「野菜先食べ」はやせる

最近、食事の最初に野菜を食べる食事法が注目されている。昔からフランス料理などのコースではじめにサラダとかスープが提供されることが多い。**食文化には（栄**

養的な）理由があることが多いと、筆者は感じているので、野菜を先に食べることには何かしら意味があるのだろう。

食事の際に、野菜を最初に食べることの健康効果は2つ考えられる。ダイエット効果と糖尿病予防効果の2つだ。はじめに、ダイエットができるかどうかについてみてみよう。

筆者の記憶では、「減量のために野菜を最初に食べる」食事法を実践したのは、京都にある大学病院での肥満治療だ。生活習慣病の予防ではなく（もちろん美容上のダイエットでもなく）、体重を減らさなければ近い将来に（生命の危険をも含む）重篤な疾病を招くリスクが高い肥満患者に、**治療として食事制限を行なった**ケースである。

入院治療中の患者に「三度の食事」の最初にキャベツを大量に摂取させる。当然、胃の中はまずキャベツで満たされるので、その後の食事（もちろん低カロリー食）がたくさん入らなくても満腹感はある。これを続けると、**総摂取カロリー量が激減するので体重が落ちる**、という仕組み。

入院患者の場合は食事がコントロールされている（その上「命に別状あり」などと脅されてもいる）ので、これ以外の食事をいっさい口にできない。食後しばらくするとものすごい空腹感に襲われるのだが、食事が厳密に管理されているので余計な物を食べられない。結果的に体重は劇的に減少する。

もちろんビジネスパーソンでも、同じことをすれば体重は減る。しかし（入院患者とは違って）ビジネスパーソンの場合は、おなかが減るとどうしても何か食べてしまう。しかも多くの場合、かなり高カロリーな物であることが多いので、総摂取カロリー量が落ちない。そのため、ビジネスパーソンはこの方法ではダイエットはできない。

これを制御できる（空腹感を我慢できる）ような人であれば、そもそも肥満してはいない。

「食べる順番を変えるだけでやせる」ことはない

動物実験でも、同様な研究が行なわれている。ネズミにまず食物繊維の多い植物性の飼料を与え（人間でいえば野菜を先に食べるようなこと）、それがなくなったら普通の飼料を与える。普通の飼料の「量が少ないケース」と「いくらでも自由に食べられるケース」で、体重の変化を比較した。当然のごとく、量の少ないケースでは体重は減ったが、いくらでも自由に食べられるケースでは体重は減少しなかった。

ヒトでもネズミでも同じだが、**体重の増減は「摂取カロリーと消費カロリーの出納」によってのみ決まる**。すなわち、摂取カロリーが消費カロリーよりも少なければ体重は減少し、その逆であれば体重は増加する。

入院患者やネズミでは「摂取カロリーを強制的に少なくする」ことが可能なので、ダイエットはできるが、普通の人間ではそれができないので、ダイエットはほとんど実現しない。

食べる順番（野菜を先に食べるか・あとに食べるか）が体重の増減に影響を与える可能性はゼロではない（研究結果が少ないのでまだ結論は出せない）が、右記の「体重の増減の大原則」を覆すことにはなりそうもない。つまり、残念ながら、食べる順番を変えるだけでは体重が減ることはなさそうだ。

食後高血糖を防ぐけど減量効果は不明

では次に、糖尿病の予防や治療に効果があるかないかについてみてみる。糖尿病かどうかを判断するための最も一般的な検査は空腹時血糖値の計測。前夜の夕食後から何も食べず、一番お腹がすいている時間（最も血糖値が低いとき）の血液を採取してブドウ糖の量を測るのが**空腹時血糖値**だ。この数値が126（mg／dl）以上が糖尿病。

近年、空腹時血糖値が126未満の人、つまり食後一定時間以上が経過すると血糖値が正常にまで下がる人で、食後すぐ（30分～2時間）に血糖値が急上昇する人がい

図4-2	空腹時血糖値による糖尿病の判定目安	
空腹時血糖値	126(mg/dl)以上	**糖尿病型**
	糖尿病型にも正常型にも属さないもの	**境界型**
	110(mg/dl)未満	**正常型**

※日本糖尿病学会の診断基準より筆者作成

ることがわかってきた。そしてこのこと（**食後高血糖**）が血管を傷め、さまざまな生活習慣病の要因となっていることも指摘されている。こちらは、空腹時血糖値検査では発見できないため、**隠れ糖尿病**などと呼ばれている。

食事の最初に野菜を食べると、この食後高血糖を抑えられるようだ。そのため、この隠れ糖尿病の予防や治療には「野菜先食べ」は有効な可能性が高い。ただし「食後に急激には血糖値が上がらない人」では、野菜を先に食べることにあまり大きな意味はなさそう。自分が食後高血糖になりやすいかどうかは特別な検査が必要。糖尿病家系だという心配のある人は、一度検査をしてみるという方法もある。

一般の多くの人にとって「野菜を先に食べること」が健康にいいかどうかは、研究数がまだ充分ではないので、結論は出せない。今後の**時間栄養学**などの研究に期待したい。

ただし、現段階でもこれだけはいえるだろう。「野菜を先に食べるとダイエットに成功する」ということを頭から信じて、そのあと山ほど食べるなどの食行動をしていては、体重は絶対に減少しない。あるいは「野菜を先に食べると糖尿病にならないらしい」ということを鵜呑みにして、適量をバランスよく食べることをないがしろにするようなことをしていると、生活習慣病になってしまうリスクは間違いなく増える。

健康情報・食情報を「自分の都合のいいように」解釈してはならない。

lesson 5

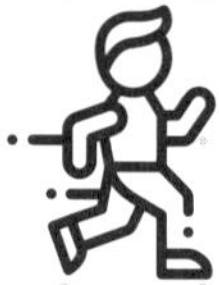

「有酸素運動VS筋トレ」ダイエットに効果的なのはどっち？

「たくさん食べてたくさん運動する」も「運動をしない代わりに食べる物を減らす」もつらい

もう何度も書いてきたのでそろそろ覚えていただけただろうか。ダイエットの基本は「エネルギーの出納」言い換えれば「カロリーの出入り」だ。「入り」つまり飲食のほうはアチラコチラで触れてきたので、ここでは「出＝消費カロリー＝運動」について書いてみたい。

「カロリーの出入り」については、家庭の家計簿（ビジネスパーソンであれば会社の経理）を想像すればわかりやすい。収入と支出がトントンであれば貯金は増えもしないし減りもしない。この「増減ナシ」に2つのケースが考えられる。「収入がたくさんあるけど支出もたくさんある」場合と「収入は少ないが支出も少ない」場合の2つだ。いずれの場合でも収支が等しくありさえすれば貯金の増減はない。皆さんはどちらがいいだろうか？

一般的には前者が好ましい（私もそのほうが好きだ）。逆に、収入増が芳しくないからといって支出の削減ばかりを口やかましくいう経営者の下では、その会社の将来は危うい。支出は少しくらい増えてもそのぶん収入も増やすべく積極的に活動しよう、という経営方針の会社のほうが伸びる可能性が高いし働きがいもあるだろう。

話をダイエットに戻すと、**体重を減らしたいのであれば「収支」をマイナスにすればいい**だけの話なので、たとえ、たくさん飲み食いしてもそれ以上に運動をすればいいい。たくさん食べることが習慣になっていたとしても、たくさん運動する習慣も身に付いていれば、太りはしないのだ。

「たくさん食べる習慣」がすぐに身に付くことは、よくご存じのはず。しかし、悲しいことに「たくさん運動をする」という習慣はなかなか身に付かない。いっとき運動習慣が身に付いても、「仕事が忙しいから」「天気が悪いから」「体調が思わしくないから」「合コンだから」「カラスが鳴いたから」等々、運動を中断する理由にはコト欠かない。

かくして、「カロリー収支」をコントロールするために、理論的に導き出した「たくさん食べてたくさん運動する」という生活習慣は、いとも簡単に**「たくさん食べて、ほとんど運動しない」というきわめて太りやすい生活習慣**に取って代わることになる。

かといって「運動をしない代わりに、食べる物を減らす」という、ヒトの本能に抗う生活習慣はまったく楽しくない（ので、長続きしない）。やはり「適度に運動をして、適度に飲食する」という、言い古された基本に戻らざるを得ないのだ。

細切《こまぎ》れでもOK！ 有酸素運動をなるべく長く続ける

消費カロリーは基礎代謝【181ページ★E】によるカロリー量と運動によるカロリー量に大別できる。実際には、基礎代謝で消費するカロリーのほうが運動で消費するカロリーよりも大きいことが多い。そこで「基礎代謝を増やそう」というダイエット法が喧伝される。たしかにそうなのだが、**基礎代謝というのは量的には大きいのだが変えることが非常に困難**なのだ。そのため、このダイエット法に挑戦する人はだいたい挫折する。

ここでは主として運動カロリーについて解説する。運動は有酸素運動と無酸素運動に大別できる。有酸素運動というのは、楽に呼吸をしながら（隣の人と会話をしながら、ともいえる）続けることができる運動。ジョギング・サイクリング・スイミング・ウォーキングなどが代表的。無酸素運動というのは、短距離走・筋力トレーニングなど（動作中は一時的に）呼吸をせずに行なう運動のこと。

結果的に、長時間続けられるのが有酸素運動で、短時間しかできないのが無酸素運動ということになる。トータルのカロリー消費量は、長時間運動したケースのほうが大きくなるので、消費カロリーを増やしてやせよう（あるいは太らないようにしよう）と思う人は、**有酸素運動を習慣づけることが大事**になる。

かつては「有酸素運動を30分以上継続すると体脂肪が燃え始める」といわれていたが、現在では「細切れであっても合計の運動時間が長ければ消費カロリーが増える」という説のほうが有力だ。続けて60分ジョギングしても、15分のジョギングを4回やっても減量効果はほとんど同じ、ということのようだ。ビジネスパーソンにとっては後者のほうがやりやすいのではなかろうか。

運動の強度は強いほうが消費カロリーも大きい。同じ時間であれば、ウォーキングよりはジョギングのほうが消費カロリーは大きい。ただし、ダイエットのためということであれば（つまり肥満者にとっては）ジョギングは「強過ぎる」という指摘も出てきた。ウォーキングのほうがとっつきやすいし継続もしやすいので、ジョギングよりはウォーキングをおすすめする。同じ理由で、水泳よりもプールで水中をゆっくり歩くという方法をおすすめする。何よりも**自分が継続できる有酸素運動**が一番である。

日常の軽い筋トレで基礎代謝量を高める

では、ダイエットのためには有酸素運動だけでいいのだろうか？　手っ取り早く「消費カロリー量を増やす」という意味ではそれでいいのだが、有酸素運動をやり過ぎると、体脂肪も減るが筋肉量も落ちてしまう。周囲に本格的にマラソンなどをやっている人がいたらわかるだろうが、ガリガリともいえるほどにやせているはずだ。けっして健康的とはいえない。

先ほど「基礎代謝は増えにくい」と書いたが、基礎代謝量は筋肉量にも影響される。身体に筋肉がしっかりとついている人は基礎代謝量が多いので消費カロリーが大きくなる。基礎代謝量は運動をしていないとき、つまり寝ているときでも消費するので、**筋肉質の人は「消費カロリーの高い体質」である**といえるだろう。見た目は似ていたとしても、筋肉ではなく体脂肪がたくさんついている人（いわゆる隠れ肥満…186ページ）では基礎代謝は低いので注意が必要。

理想などを追求しないのがこの本なのだが、あえて「理想をいえば」筋肉を付ける運動も心がけるほうがいい。とはいってもジムなどに通う必要はない（通ってもいいのだが……）。自分の体重を利用した筋力運動――軽いスクワットとか軽い腕立て伏せとかを心がけよう。

これらの運動の具体例はネットでいくらでも見つかるはず。肝心なことは、筋力運動は負荷をかけ過ぎないこと、つらくならない程度の時間でやめることだ。この運動自体で消費カロリーを増やそうとするのではなく、筋肉を付けて（筋肉量を落とさずに、というイメージのほうがいいかも）基礎代謝量の高い身体を維持するつもりで続けることだ。

わざわざ「今から筋トレを始めよう！」と意気込むのではなく、通勤の途中で、会社の休み時間や昼食後に、家庭で家事の合い間や家事の最中に、**軽い筋トレをする習慣**を身に付けよう。

やはり運動も有酸素運動や筋肉トレーニングのどちらかに偏るのではなく、両方をバランスよく実行する、のがいいということになる。

【★E】基礎代謝というのは、体温を保ったり心臓や肺や脳などの臓器を動かしたりなど、生命を維持するために必要なエネルギー。日本人の場合、成人女性で平均１２００キロカロリー、成人男性で平均１５００キロカロリー程度だと考えられている。

lesson 6

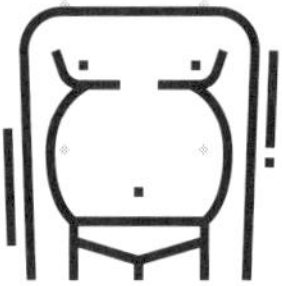

体脂肪はどこまで気にするべき？

体脂肪は「少なければ少ないほどいい」わけではない

骨・筋肉・血液等々、私たちの体組織は健康状態や寿命と深く関わっている。体脂肪もその1つだ。一般的に、健康的に好ましい体脂肪率は、男性は10〜19％、女性は

20～29％程度（この数値はBMIとは違うので間違えないように！）。成人女性は、妊娠や出産があるので、自分自身あるいは胎児を守るために男性よりも体脂肪を多く蓄えていると考えられている。

体脂肪はエネルギー貯蔵という重要な機能を果たしているだけではなく、身体を保護するという役割も担っている。近年では、生活習慣病を誘発する肥満の原因であるとして、体脂肪が嫌われる傾向にあるが、「少なければ少ないほどいい」というものではけっしてない。40～50年ほど前までは、多くの日本人が、充分な食べ物を得られないために「必要量の体脂肪」を確保できない不健康な状態にあった。もちろん、そのときの日本人は「長生き」ではなかった。

経済的に豊かになると（日本人だけではなくどこの地域の人であっても）食生活が充実してきて、体重も増えてくる＝体脂肪が多くなる。一般的には、それで健康にもなって寿命も長くなる。ただし、往々にして「食生活の充実」は歯止めがきかなくなり、いき過ぎてしまうことがきわめて多い。つまりカロリーの過剰摂取による「肥満＝体脂肪の過多」に至る。

ヒトという生物は、地球上に誕生してからずっと飢餓と闘ってきた。それゆえ「飢餓に対する抵抗力」を高度に備えている。しかし「食べ物があり過ぎる」という状態になったのはごくごく最近のことなので、ヒトは肥満に対する抵抗力は（まだ）ほとんど備えてない。その結果、「本能のままに食べている」とさまざまな生活習慣病を発症してしまう。

現代人は肥満を予防するために「考えて食事をしなくてはならない」のだ。

体重計の体脂肪率は推計値にすぎない

「自分は体脂肪をどのくらい蓄えてあるのか」を知りたいところだが、体脂肪量を正確に知ることはきわめて難しい（極端にいえば解剖するしかない）。そのため、多くのデータから「推測」することになる。近年「体脂肪率を計測することができる体重計」が開発され、多くの人が利用している。これらの器具のほとんどは、微弱な電流を流すことによって体内の「脂肪以外の量」を推測し、全体からそれを差し引いて脂肪量を算出する、という方法をとっている。

体脂肪を毎日計測していると、日によって体脂肪率がけっこう変わることに気が付くだろう。しかし、体脂肪の量は、毎日そんなに変化するものではない。水分量などが増減するために体脂肪率が変化するようにみえると考えてよい。体脂肪計の「数字の増減」に一喜一憂することはない。体脂肪率は1週間に1度くらい計測し、大きな流れで捉えるほうがいいだろう。

もし体重計にＢＭＩの数値が表示されるのであれば、健康のためにはそちらに留意することをすすめる。そもそも、ＢＭＩと健康・寿命との相関関係を示す研究データは世界中に山ほどあるのだが、体脂肪率と健康・寿命との関係を示す研究データはあまり多くない。それは、体脂肪率がなかなか正確に計測できないということによるのだろう。

ＢＭＩは身長と体重によってのみ計算されるので比較的単純に算出できる（25ページ）。健康・寿命との関係を重視するのであれば、体脂肪率ではなく体重に注意を払うほうがいい。体脂肪率が結果に強く影響するアスリートや、美容やファッションに関心が高い女性（男性でも）であれば体脂肪率を気にするのは仕方ないだろうが……。

ダイエットのし過ぎで「隠れ肥満」になる危険も

この章で何度も書いてあるように、体重の増減は食生活と（運動とも）深く関係する。もちろん体脂肪量（体脂肪率）も食事と関係する。しかし、ここで1つ確認しておかなくてはならないことがある。それは**食事中の油脂量と体脂肪量（率）とは直接関係しているのではない**ということ。つまり、油脂【190ページ★F】をたくさん含んだ食品を食べれば体脂肪量が増えるわけではない。

カロリーのある栄養成分――タンパク質・糖質・脂質の3つ――を含む食品をたくさん食べて、その合計摂取カロリーよりも、運動と基礎代謝で消費するカロリーのほうが少ないときに体重が増える、にすぎない。逆にいえば、体重を減らそうとして油脂食品を減らしても（糖質やタンパク質を含む食品をたくさん食べれば）効果はない。

体重と摂取カロリー量とはかなり相関関係が大きい（たくさん食べれば太る）のだ

が、「体脂肪率」との関係は（理論的に）それよりも少し複雑になってくる。体脂肪率は、食事量だけではなく、運動量との兼ね合いも重要になってくるからだ。

これは（比較的）女性に多いのだが、ダイエットを繰り返す人（何度も太ったりやせたりする人）がいる。まず、体重を減らそうとして食事量を少なくする。これは理にかなってはいるのだが、このとき「運動をしないで食事量を少なくする」と、筋肉量も体脂肪量も減少する。「適度な運動をしながら食事量を少なくする」のであれば、筋肉量はあまり減らずに体脂肪量だけが減るのだが……。

　食事量を減らすことはそんなに長続きするものではない。多くの人は、しばらくすると食事量を多くすることになる。このとき、やはり「運動をしながら食事量を多くする」ことができれば、体脂肪も増えるし同時に筋肉量も増える。しかし「運動をしないで食事量を多くする」と、筋肉量は増えずに体脂肪量だけが増えることになる。

　これを繰り返すと「体重が減るときは筋肉量も減り、体重が増えるときには脂肪量だけが増える」という状態が続くことになる。つまり、やるたびに「体脂肪率が高くなる」のだ（次ページ図4－3）。こういう人は、仮にダイエットに成功しても（体重が

図4-3 ダイエットにおける体脂肪と筋肉量の関係

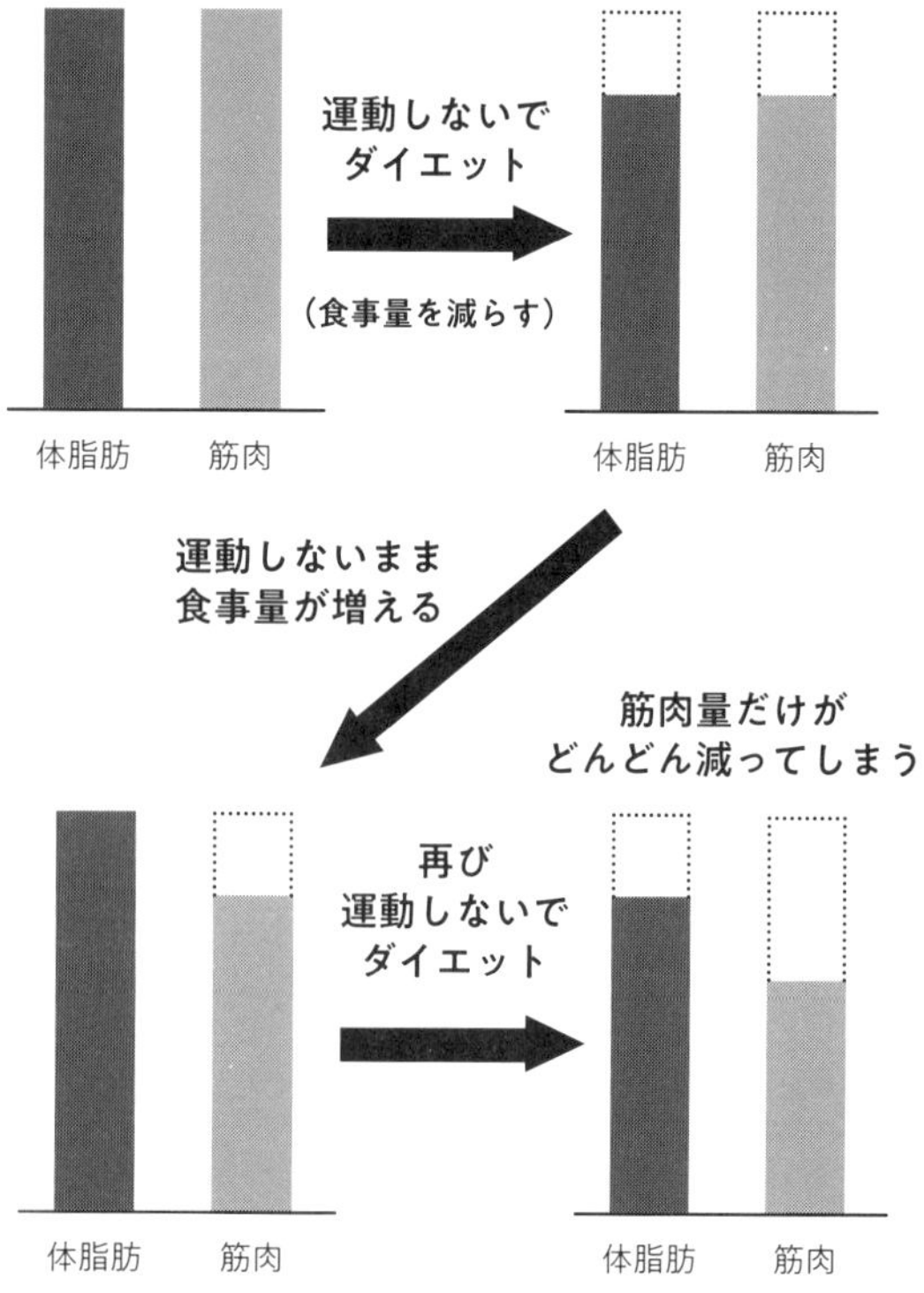

運動しないでダイエットを繰り返すと
「隠れ肥満」になりやすい

少なくても）体脂肪率は高いという身体になってしまう。外見ではわからない（というよりもやせて見える）けど「立派な肥満」である。これを**隠れ肥満**という。

気にするなら体脂肪率よりもBMI

体脂肪は大きく分けると2種類ある。皮下脂肪と内臓脂肪だ。皮膚のすぐ下にあり（外から指でつまめ）身体全体を覆っているのが皮下脂肪。これに対し、主として下腹部の内部にあり、腸などの周辺についているのが内臓脂肪。外見から前者を洋ナシ型肥満といい、後者をリンゴ型肥満ともいう。女性は皮下脂肪型が多く、男性は内臓脂肪型が多いとされる。

健康との関係では、内臓脂肪型肥満のほうが、皮下脂肪型肥満よりも生活習慣病との関連が大きいので要注意。**内臓脂肪の過剰な人は生活習慣病にかかりやすい**ので減らすべきである。内臓脂肪が過剰かどうかの基準になるのはＢＭＩ。

ときどき勘違いされてるようだが、じつは、内臓脂肪のほうが皮下脂肪よりも減らしやすい。つまり、ダイエットをすると先に減るのは内臓脂肪であることが多い。逆に太るときには内臓脂肪から増えていく。内臓脂肪は「増えやすく減りやすい脂肪」なのだ。よく、体脂肪は預金にたとえられるが、それでいくと「内臓脂肪は普通預金で、皮下脂肪は定期預金」というイメージになろうか。

体脂肪率は数値で見せられると非常に気になるが、健康や寿命との関係では、深い関連を示すデータは少ないので、それほど気にする必要はなかろう。留意するのであれば、エビデンスの揃っているBMIのほうだろう。

【★F】脂肪は、その形状から「油」と「脂」に分けられる。常温（20～25度）で液体状の脂肪を「油」といい、常温で個体状の脂肪を「脂」という。両方を総称して油脂という。「油」の典型は植物油であり、「脂」の典型は豚肉の脂など。

第5章
食のフェイク情報に踊らされない「ワンランク上」の健康管理術

「正確な情報収集」と「堅実な実践」で身に付けたい食習慣

lesson 1

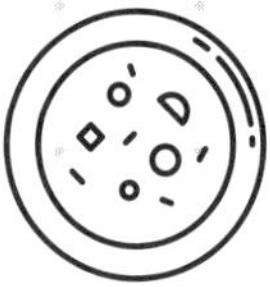

食情報に溢れる「ヘルシー」に要注意

「低カロリー＝ヘルシー」とは限らない

食情報の中に「ヘルシー」という言葉がたびたび登場する。この本の読者もよく耳にするだろうし、自身でも使うのではないだろうか？　筆者は、料理や食の場面で使われている「ヘルシー」という言葉に、じつは大きな違和感を抱いている。**誤った認識からは正しい結論は得られない**ので、きちんと理解しておく必要がある。マスコミやネット上で「ヘルシー」という言葉がどういう状況で使われているかを調べてみた。

圧倒的に多いのが「低カロリーである」という意味。性別を問わず、生活習慣病の治療あるいは予防のためにダイエット【150ページ★C】が必要な人にとっては、低カロリーの食事はたしかにヘルシーだ。しかし、減量が必要ではない人にとっては、低カロリーはヘルシーではない。

とりわけ気になるのは「とにかくスリムになりたい」という女性のケース。若い女性がスリムになってはいけないわけではなく、「とにかく体重を減らす」食事を実践するのは個人の自由（大人の場合に限る）だが、それをヘルシーと表現してはならない。仮に健康的とされている体重【223ページ★11】の下限ギリギリの人が、それ以下にダイエットするのはヘルシーではなく「不健康」である。

もう少しくわしくみてみよう。

ヘルシーと表現されている「食材」には次のような物がある。

野菜全般・海藻類・キノコ類・こんにゃく類・豆類・豆腐やおからや納豆など。お気付きと思うが、圧倒的に植物性食品が多い。**植物性食品が動物性食品よりもヘルシーだという誤解**は、いつ・なぜに生ずるようになったのだろうか？

もし、動物性食品を食べ過ぎて栄養バランスが偏っている人がいたら、その人にとっては、植物性食品はヘルシーである。しかしそうではない人、たとえばアフリカや南米で、毎日、芋や豆や穀物や野菜ばかり食べている子どもたちにとって、これらの食品はヘルシーでも何でもなく、動物性食品こそがヘルシーである。わざとらしくアフリカや南米の例を出さずとも、日本でもそういう子どもは（大人も）大勢いる。

一般論として「植物性食品がヘルシーである」などということはけっしてないのだ。

日本人にとっては「低塩」ならば「ヘルシー」

動物性の食材でヘルシーと表現される物には、鶏のむね肉やささ身がある（これはもも肉と比較される）。豚のかた肉もばら肉との比較で、ヘルシーと表現されることがある。こちらは、低脂肪＝低カロリー＝ヘルシーというよくある構図に、プラスして「動物性脂肪が少ないので二重にヘルシー」という概念が入っているかもしれない。

動物性脂肪の過剰摂取は心臓病（虚血性心疾患）のリスクであることはわかっているが、適量の摂取は必要だ。繰り返しになるが、動物性脂肪を過剰に摂取している人にとっては、動物性脂肪の少ない食材は「ヘルシー」だといえるが、そうでない人にとっては、それはヘルシーな食材ではない。このことは他の栄養素でも同じ。

栄養素に関して「ヘルシー」と表現されることが多いのは、脂肪が少ないこと・糖質が少ないこと・炭水化物が少ないこと（糖質と炭水化物の違いについては161ページ参照のこと）・糖分が少ないことそして塩分が少ないこと等々である。

ここで重要な指摘をしておきたいのだが、「ヘルシー」と表現されるのは、それぞれの栄養素について〝少ない〟場合であることだ。私たちは必要な栄養素を食品から摂取して生存しているのだから、常識的に考えれば**含有量が〝多い〟ほうが「ヘルシー」であるはず**だ。いったいいつから「ヘルシー＝少ない」などとなったのだろうか！　そもそも私たち日本人は、栄養成分をそんなに「とり過ぎている」のだろうか？

あくまでも平均値で見るしかないのだが、「日本人は各栄養素をこれくらい摂取するのがいい」という基準である『日本人の食事摂取基準（2020年）』と、「日本人は現在これくらいの栄養素を摂取している」という『国民健康・栄養調査結果（平成29年）』【223ページ★1】（いずれも厚生労働省）とを比べてみると、明らかに過剰摂取であるのは食塩（塩分）くらいで、それ以外は「まあまあ」という範囲に入っている。食塩以外はとり過ぎているわけではないので、「少なければヘルシー」という表現は適切ではない。ただし、多くの日本人にとっては**低塩であればヘルシー**だといってよいであろう。

逆に**不足している栄養成分にはカルシウムと食物繊維**がある。「低カロリーだから」ということではなく「食物繊維を多くとれるから」という意味なら、芋類・豆類・海藻類・こんにゃく類・雑穀類・野菜類・果物類を「ヘルシー」と表現することは（多くの日本人にとっては）あながち間違いだとはいえない。

「ヘルシー」の中身は個人によってまったく異なる！

食材や栄養素だけではなく、調理法でも「ヘルシー」という表現が使われることがある。例をあげると「蒸す」「レンジする」「網焼きにする」等々。これらは「揚げる」や「油で炒める」との比較論らしい。

くどくなって恐縮だが、カロリーをとり過ぎて健康を崩している人にとっては、油を使わない「蒸す」や「レンジする」という調理法はヘルシーかもしれない。しかし、栄養素によっては（脂溶性のビタミンなど）油で調理することによって消化・吸収率がよくなるという成分もある。そのため、「油を使わない調理法がヘルシー」だということではけっしてないのだ。

もうお気付きだと思うが、**料理や食材が「ヘルシー」であるかどうかは、食べる人によって異なる**！　だれが（どういう状態の人が）食べるかを問わずに、食べ物自体について「ヘルシーであるか・そうでないか」という評価をしてはならない。さらに付け加えれば、「だれにとってヘルシーなのか」と同時に**「どのくらいの量ならヘルシーなのか」**も考えなければならない。そのためには「現在の自分自身の栄養状態を正確に知ること（アセスメントという）」から始めなくてはならない。

学術的に「自分の食事内容がどういうものか」を知る方法はいくつかあるが【223ページ★12】、ビジネスパーソンが日常生活でそれを実行するのは限りなく不可能に近いだろう。だからといって、世間で「ヘルシー」といわれている物を食べているだけでは健康にはなれない。とりあえず**自分の食事を簡単に記録する**ことから始めよう（165ページ参照）。まずは事実を見つめることによって、今後の方針のヒントが見えてくるはず。これはビジネスパーソンが毎日やっている仕事と同じ。

今回、ここで私が指摘したことを、食生活を報ずるマスコミ関係者や料理研究家たちが気付いているとは、とうてい思えない。むしろそういうことは深慮せずに（無邪気に？）「ヘルシー」という言葉を使っていることのほうが多いはずだ。せめてこの本を読んだビジネスパーソンだけは、それにつられて（ヘルシーだと勘違いさせられて）自分の健康を崩すことのないようにしてもらいたいと願うばかりだ。

lesson 2

食べ過ぎないコツは「満腹感」より「満足感」

「満腹＝栄養的充足」とは限らない

食事は私たちにとって「とっても大きな楽しみ」の1つである。これは古今東西・老若男女を問わないだろう。そのため、栄養バランスとか健康寿命とかが頭に入っていても、食事をコントロールすることはなかなか難しい。いつも「満足するまで食べたいという」気持ちも充分に理解できる。

しかし、半世紀前ならいざ知らず、現在では**食習慣がその人の病気を決定し、人生をも左右する**ということがかなり明らかになってきた。これを無視して生活するのは、スマートなビジネスパーソンとはいいがたい。満腹することが健康を害することもある。

ここで、注意深い人は私が「満足」ということばと「満腹」という2つのことばを登場させたことにお気付きだろう。「もう一歩上」の健康を手に入れるために、食事に関する「満足感」と「満腹感」について考えてみたい。

「腹一杯食べる」ことが人を幸せにするということに異論を挟む人は少ないだろう。私たちは、基本的には「生きるために＝栄養素を得るために」食事をする。たくさん食べるということはすなわちたくさんの栄養素を得ることなのだから、満腹が幸せだということは生物学的に理にかなっている。

一方で、私たちは冷静に「満腹＝栄養的に充分満ち足りている」とは限らないことも知っておかなくてはならない。満腹するメカニズムは複雑だが、最も大きな要素は「血糖値が上がること＝高カロリーの物を食べること」によると考えられている。たぬきうどんを食べても、大福を食べても満腹はする。子どもが食事の前に甘い清涼飲料水を飲むと（血糖値が上がってしまうために）食事をしたがらなくなることは多くの親が経験ずみだ。

しかし、**満腹になったからといって栄養的に充足されたとは限らない**。この場合には、当然のことながら（栄養的に満たされようとして）すぐにまた何かを食べたくなる。満腹はしていても、体は（脳は）満足してないのだ。これが「食べ過ぎ」そして「肥満」の原因の1つだと考えられている。肝要なことは満腹ではなく満足！

満足感を生む食事にするための「5つのコツ」

生理的には、「満足」は栄養素が満たされていることが基本になる。しかしそれを満たすのはそう簡単にできることではない。ここでは、仮に栄養素的に満たされてはいなくても「満足感が満たされる＝食べ過ぎにつながりにくい」食事法をご紹介する。

量よりもバランス

満足感の基本は栄養バランス。いくら量的にたっぷりと食べても、バランスの悪い食事内容では満足感を得られないため、またすぐ、何かを食べたくなる。逆に、栄養バランスのいい食事は適量で胃袋も心も満たされる（はず）。

ゆっくりと時間をかけて食べる

いくら栄養的に整っている食事であっても、流し込むようなスピードで食べ終えてしまっては、満足感は得られない。忙しいビジネスパーソンとはいえ、少なくとも一日に1回は（どの時間帯でもよいが）**ゆっくりと時間をかけて味わう食事**をしよう。時間をかけて食べると、食事をしている間に血糖値が上がってくるので満腹感も生じ、食べ過ぎを防ぐことにつながる。

いつも1人では食べない

食事内容も重要だが、食べる環境も満足感に影響を与える。「いやな仲間といっしょに食べる（極端なケースでは上司に怒られながら食事する）くらいなら1人で食べるほうがまし」ということもあるが、いつもいつも1人では味気ない。楽しい仲間といっしょに食事をする機会を作ろう。

楽しい食事は満足な食事に通ずる。**あなたが「満足した食事」を思い出してほしい。そこにはきっとだれかがいたはずだ。**

主食に変化を持たせる

日本の食事には「主食」という概念がある。ご飯・パン・麺類のことだ。一日三食の主食を、たとえば「朝はパン・昼は麺・夜はご飯」というように変化を持たせることによって、食生活がバラエティに富み、満足感が増す。

器に盛ろう！

家の外で食べるのを外食、家で料理を作って食べるのを内食といい、お惣菜などを買ってきてそれを家で食べるのを中食という（98ページ参照）。この中食がビジネスパーソンでも増えているようだ。面倒なので、ついついスーパーやコンビニのビニール袋から出したままをテーブルに置いて食べ始めてしまうことが多い。でも、たまにはそれを器に移して食べよう。飲み物もペットボトルからそのまま飲むのではなく、グラスに移してみよう。

それだけで、「空腹を満たすだけ」ではなく、「食事をした」という気持ちになる。たしかに、後片づけなどが面倒なように思えるが、食事を整えたり片づけたりという「食行為」も満足感に影響を与えるといわれている。**食は生存行為であると同時に文化でもある**。大いに楽しもう！

lesson 3

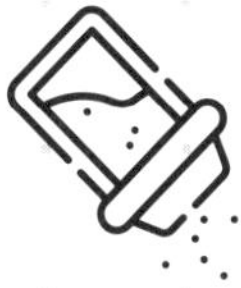

減塩対策のシンプルで効果的な方法

喫煙に次いで健康に悪い習慣は「食塩の過剰摂取」

「健康に一番悪い生活習慣は？」と問われれば、10人中7〜8人は喫煙と答えるだろう。では、2番目は？

カロリーのとり過ぎや肥満？　飲み過ぎ？　運動不足？　睡眠不足？　バランスの悪い食事？　ストレス？　朝食抜き？　このいずれでもない。正解は食塩（中のナトリウム）の過剰摂取。

これは筆者の憶測ではない。２０１１年に開催された国連の学識者会議における結論である【223ページ★13】。肥満や不健康な食事や運動不足、有害な飲酒、冠動脈（心血管）疾患のリスクなどを抑えての「堂々の第2位」に食塩の過剰摂取が入った。これは国際会議での結果だが、日本人は先進国の中でもとりわけ食塩摂取量の多い国民なので、さらに注意が必要になるだろう。

私たちの舌は身体にいい物（必要な成分）をおいしいと感じるように進化してきた。なので、基本的には、**おいしい物は身体にいい**と考えてよい。言い換えれば**自分の舌を信じて（本能のままに）食べていれば健康になれる**はずだ。食塩についてもそれはいえるだろう。食塩（中のナトリウム）は体液（血液など）の濃度を一定に保つためになくてはならない成分だ。

しかし自然界では陸上には食塩はめったに存在しない（海は食塩だらけだが）。そのため、私たちヒト（という生物）は「塩を見つけたらとにかく口にする」という習慣を身に付けた（そのように舌を進化させた）。ただし、人工的にこんなに簡単に食塩が手に入る世界が訪れようなどとは夢にも思わなかったに違いない。その結果、本能に任せていると、**ヒトは必ず食塩の過剰摂取に陥る**。

とはいえ、多くの人は、食塩含有量の少ない（つまり薄味の）食べ物よりも濃い味（食塩含有量の多い）の食べ物のほうをおいしく感ずる。ほとんどの外食店では、お客さんの健康よりも売り上げを優先するので、外食店の食べ物は必然的に濃い味になる。つまり、**外食が続くと食塩摂取量は増える**。何よりも、外食が続くと「濃い味」を「普通の味」と認識するため、「普通の味」を「薄味でおいしくない味」と感ずるようになる。

食塩摂取量を減らすコツの1つは「外食の味」に慣れてしまわないこと（ビジネスパーソンに外食を減らせといっても無理だろうから）。

図5-1 気が付きにくい高塩分食品

- **パン**
- **麺**
- **スナック菓子**
- **水産加工品**
  （ちくわ、かまぼこなど）

調味料のかけ過ぎや味付きご飯類にも注意したい

塩辛さをあまり感じない加工食品に注意！

食塩には「腐敗を防ぐ」という重要な役割があるし、食品加工上、食塩が不可欠な物もある。そのため必然的に**加工食品は食塩を多く含む**ことになる。魚の干物・魚卵加工品・野菜の漬物・畜肉の加工品（ハム・ベーコン・ソーセージなど）などは、食べたときに塩辛いので食塩が多いことは推察できるだろう。

これらをできるだけ控えるのはもちろんだが、舌で塩辛さを強く感じなくても、食塩含有量が高い加工商品もある。たとえば、パンや麺やスナック菓子類、そしてちくわやかまぼこなどの水産加工品などがこれに当たる。

当然といえば当然なのだが、食べ物に味を付ける調味料類にも食塩が含まれている。みそやしょうゆなどの和風調味料に食塩が多いことはよく知られているが、マヨネーズやケチャップやサラダドレッシングなどの洋風調味料にも食塩が少なからず含まれている。これらは、すでに味がついている料理にプラスして使ったり、無意識に多量に使ったりすることが多い点で注意が必要。

主食の中で食塩がほとんど含まれてないのはご飯（白飯）だが、「味付きのご飯」にすると、いきなり食塩含有量が高くなる。チャーハン・五目飯・寿司などはかなり食塩が多い。白飯でも汁をかけてある物は食塩が多くなる。たとえば、牛丼や天丼やカツ丼、おかず（梅干しや塩サケなど）をのせたお茶漬けも意外に食塩が多い。

減塩のコツもやはり「食べ過ぎ・飲み過ぎを防ぐ」

和食は食塩摂取量が多くなる（84ページ参照）ことは比較的容易に推測できるが、こうしてみてくると「洋風の食事でも中国風の食事でも、食塩摂取量が少ないとはいえない」ことがわかるだろう。食塩摂取量とカロリー摂取量は相関関係が強い。つまり**た**

くさん食べる人は食塩もたくさんとりがちであるということになる。

和風であろうが洋風であろうが中国風であろうが、味付けに一定以上の濃さがないとおいしくは感ぜられないだろうから、これには一理ある。食塩摂取量を減らす最も効果的な方法は「食べ過ぎない」ということになる。

欧米人は日本人に比べて食塩摂取量が少ないが、料理に使う牛乳のコクが調味料の役割をするといわれている。牛乳を上手に使うことは減塩につながる可能性があろう。ただし、同じ牛乳製品でもチーズには（バターにも）食塩がかなり含まれているので要注意。

また、お酒のつまみには塩辛い物が多いので、**過剰な飲酒も食塩のとり過ぎに直結する**。肥満者に高血圧の人が多いのは、これも1つの要因だろう。では逆に「太ってない人」は食塩摂取量が少ないといえるのだろうか？　やっかいなことに、そうとは限らない。

食塩の摂取量は「その人が肥満しているかどうか」にではなく「その人がたくさん食べているかどうか」に関係している。たとえば運動量が多くて肥満していない人であっても、たくさん食べていれば食塩摂取量は多くなる。その結果、日本人の場合は「年齢が高くなれば血圧が上昇する」ことがわかっている【223ページ★14】。やせているからといって高血圧にならないとはいえない（太っている人よりは高血圧になりにくいが）。つまりは「一生の間にどのくらい食塩を摂取するか」がその人の血圧値に大きく影響するということになりそうである。

毎回のようにいっていることで恐縮だが、**減塩対策（そして高血圧対策）にも「食べ過ぎない・飲み過ぎない」ことが最も大切な生活習慣**だということになる。

lesson 4

「スマートミール」で健康な食習慣を

「バランスよく・適量に」を実現させた「スマートミール」

ここまで読み進んできた読者は、結局、筆者はたった1つのことしかお伝えしてないことにお気付きなのではないか。**健康で長生きするためにはバランスよく適量を食**

べるに尽きるということを、手を替え品を替え言ってきたにすぎない。最後に、外食やコンビニなどで食品選択をする際に役立つ「具体例」をご紹介しよう。

筆者がすすめるのは**スマートミール**。これは単に「健康にいい食品」というものではなく、どちらかというと「健康的な考え方」をメニューの形にした物、というほうが近いだろう。

２０１４年に、国（厚生労働省など）が中心となって約2年をかけて検討を行ない、「健康な食事」なるものを、ほぼ完成させた【223ページ★15】。しかし、実行直前になって「検討が不十分」という意味不明な（これは筆者の個人的見解）理由によって、それが頓挫した。長い時間と多大な労力を費やしてできあがった「健康な食事」の考え方を生かすために、「国がやらないのなら、学術関係者で再構築しよう」と完成させたのがスマートミール。

その「中身」に興味のある人はスマートミールのホームページ【223ページ★16】をご覧いただきたいのだが、ビジネスパーソン向けにごく簡単にご紹介すると、次のようになる。

●カロリー量の違いで2つのカテゴリーがあり、通称「ちゃんと」と「しっかり」に分かれている。一般的には、女性は前者を参考にし、男性は後者を参考にすればいいだろう（活動的ではない高齢の男性では「ちゃんと」の人もいるし、活動的な若い女性では「しっかり」の人もいる）。

●野菜は「一食分で140グラム以上」がとれる。

●食塩（食塩相当量）は「ちゃんと」が3・0グラム未満、「しっかり」が3・5グラム未満。

一言でいえば、「バランスよく・適量に」を実現する1回分の食事である。

「何を食べるか」よりも「どう食べるか」

このスマートミールは、かつての『6つの食品群』や『一日30食品法』、現在提唱されているコマ型の『食事バランスガイド』（20ページ）等々の「これまでの食事ガイド」とは基本的な違いが2つある。

その1つは、国（厚生労働省）が提唱してきたのは**対象が食事**であることが多かったのだが、スマートミールは、**認証対象を店舗**にしてある点。2つめは、認証する店舗の条件として、単に「食事基準」が満たされていればいいだけではなく、「禁煙である」とか「説明できる人が店内にいる」などの環境条件も必須項目として掲げてある点だ。こちらも詳細は認証基準【222ページ★17】を確認していただきたい。

つまり、「これを食べれば健康になれる」ということではなく、「こういう環境の下で」「このような考え方に沿って」食習慣を継続することが、健康な長寿につながるということを強調したといえるだろう。これは（あえて言わせてもらえれば）筆者がこの本でずっと言い続けてきた**健康のためには食べ物よりも食べ方が大切**という主張に沿うものだといえる。

目で、舌で、おなかで覚える「健康な食事」

このスマートミールは、まだ「どこでも食べられる」という状況ではない。しかし、「食べ物にばかり気をつかってはいられない」「普段の仕事に忙しくて栄養のことなど勉強する時間はない」でも「できるだけ長い間健康に過ごしたい」というビジネス**パーソンには、もし見つけたらぜひ選択してもらいたい**、と思うメニューである。

食事内容そのものが、前述したように「栄養バランスがよく・適量」とれるようになっている。ラーメンや丼物やカレーライスやスパゲティなどの「一皿料理」を食べるよりも健康的だ（「一皿料理は不健康！」だというわけではないが、そればかり続けていると健康を害するリスクは高い）。

筆者がビジネスパーソンにスマートミールをすすめる理由は、そこにあるのではない。スマートミールを手に取って、「バランスよく・適量」の食事とはどういう見た目であるのかを、まず目で見て学んでほしい。全体の量はどのくらいなのか（たぶん自分が考えているよりも少ないのではなかろうか）、ご飯の割合はどのくらいなのか、主菜（魚や肉類）の量はどうか、副菜（野菜や芋類）が意外に多いこと、などがわかるだろう。

次に、舌で味わって「適正な味付け」を知ってほしい。ふだん食べている食事よりもかなり薄味だろう。最初は物足りなく感ずるだろうが、一食を食べ終わるころには

「それぞれの素材の味がわかる」ようになるだろう。何度か食べて慣れてくると、今まで食べていた「一皿料理」の味が濃過ぎることに気が付くだろう。今後、「健康のための食塩濃度」はさらに低くなることが推測される。少しずつ慣れておくことがとても大切になる。

そして最後に、スマートミールを食べ終わったあとの満腹感を「おなか」で覚えよう。適量というのは「もう食べられない」という量ではけっしてない。逆に「ぜんぜん物足りない」というほど少なくはない。そして、バランスのよい食事は、食後に満腹感だけではなく満足感もあるはず。そういう感覚を「おなか」で覚えるのだ。

スマートミールは健康な食事を「目と舌とおなか」で身に付けさせてくれる。

社食に導入！企業も真剣に取り組み始めた

スマートミールには認証制度が定められており、これまでに「外食部門」で78件、「中食部門（いわゆる「持ち帰り弁当」）」で36件、「給食部門」で延べ195件が認証されている（詳細は【222ページ★18】）。

　しだいに「給食部門」での応募と認証が増えてくる傾向にある。給食施設というのは事業所の中にある店舗、つまりは社員食堂だ。**企業が「食と健康の関連性を重要ととらえ始めた」証拠**でもあるし、「社員の健康が、企業の発展に大きく影響することを真剣に考え始めた」証拠でもあるだろう。

　つまりはビジネスパーソンにとっても、「どういう食事をするか」が会社での立場やこれからの自分の人生に少なからぬ影響を与えるということでもある。

　ただし（これは社員食堂でも外食でも持ち帰り弁当でも同じだが）スマートミールに認証された店舗（給食事業所）だからといって、そこにあるすべてのメニューがスマートミールであるわけではない。そのお店（食堂）に出されてある物でもスマートミールであるメニューとそうではないメニューがある。スマートミールにはロゴマークが付いているのでそれを目印にして選択すればよい。

　何度か食べるうちに「健康的な食事」の感覚がわかるであろうし、それを続けていれば「健康的な食習慣」が身に付くことだろう。

おわりに

私の最初の就職先は海洋レジャー雑誌の編集部でした。当時の私の食生活といえば、それはそれはひどいモノでした。三食がすべて外食でしたが、それでも若さのおかげなのでしょう、健康を害するということはありませんでした。

約10年後に、縁あって女子栄養大学出版部に転職し、月刊誌『栄養と料理』の編集に携わることになりました。それまで一度も考えたことのなかった「栄養バランス」「適正体重」「科学的根拠のある健康情報」などに触れることになりました。その結果、私の食生活はガラリと変わりました。

それ以来、私の食生活は相当にレベルの高い健康的内容になったと思います（これは主として調理担当者である家人のおかげであり、感謝しています）。このことをベースにして、現在に至るまで約30年以上、「科学的で、わかりやすい」ことに留意しながら健康情報を提供し続けてきました。

4年ほど前、私の提供している健康情報を読んだという若者（女性）から「会いたい」という電話がかかってきました。ネット上でビジネスパーソンに様々な情報を提供しているというその編集者は「佐藤さんのおっしゃることはとてもよくわかります。ビジネスパーソンも自分や家族のために健康的な食事をしたいと思っています。でも、そんな時間も余裕もないビジネスパーソンがたくさんいることも現実です。『わかっちゃいるけどできない』『今は他のことにエネルギーを注ぎたい』という若者のために、〝せめてこれだけ〟でもやれば今よりも少しは健康になれるという実践的な情報を提供することはできませんか」というのです。

言われてみれば、私が提供している健康情報は、いつの間にか、かなり高度になってしまい、「現実離れ」してしまったのかもしれません。

彼女のアドバイスを受けながら、WEDGE Infinityというサイトで、3年間、ビジネスパーソン向けの実践的健康情報を提供しました。3年が経過したころ、「佐藤さんの情報は若いビジネスパーソンにとても受け入れられています。とくに閲覧数の多かったものを1冊の書籍にまとめませんか」というご提案をいただきました。

ウェブサイトと書籍では表現の仕方が違うので、相当に書き直しをしましたし、新しい原稿も書き加えました。忙しいビジネスパーソンが、1つでも2つでも毎日の生活の中に取り入れてくだされば、うれしく思います。

最初（ウェブサイトでの連載）から、最後（この書籍の完成）まで、慣れない情報の提供に四苦八苦する私を、優しくおだて、厳しくかつ適切なアドバイスをさりげなくしながら、ともに歩んでくれた株式会社ウェッジの木村麻衣子氏に心から感謝します。また、不健康な食事をしながら、ときどき、「このラーメン、健康にいいですか？」などと尋ねて、私に多くのヒントをくれた若いビジネスパーソンに、この場を借りてお礼を言います。ありがとうございました。

2019年12月吉日

佐藤達夫

【★17】スマートミール認証基準
http://smartmeal.jp/ninshokijun.html

【★18】スマートミール認証店舗
http://smartmeal.jp/pg1810.html

参考図書・参考資料

【★1】『平成29年国民健康・栄養調査結果の概要』
https://www.mhlw.go.jp/content/10904750/000351576.pdf

【★2】『四群点数法』
http://4fgmethod.jp/about/

【★3】『平成27年国民健康・栄養調査結果の概要』
https://www.mhlw.go.jp/file/04-Houdouhappyou-10904750-Kenkoukyoku-Gantaisakukenkouzoushinka/kekkagaiyou.pdf

【★4】『健康食品の安全性・有効性情報』
https://hfnet.nibiohn.go.jp/

【★5】公益財団法人日本医療機能評価機構ホームページ
https://minds.jcqhc.or.jp/n/med/4/med0052/G0000210/0010

【★6】【★7】【★10】『佐々木敏の栄養データはこう読む！』

（女子栄養大学出版部発行）

https://www.amazon.co.jp/dp/4789554422/ref=cm_sw_em_r_mt_dp_U_XWf6DbY2Z5YS8

【★8】『食品中プリン体含量および塩基別含有率の比較』
(帝京大学薬学部　金子希代子他）
https://www.jstage.jst.go.jp/article/gnam/39/1/39_7/_pdf

【★9】『肥満症の診断基準と治療ガイドライン』（日本肥満学会）
http://www.jasso.or.jp/data/office/pdf/guideline.pdf

【★11】『肥満度分類』（WHO）
http://www.jasso.or.jp/data/magazine/pdf/chart_A.pdf

【★12】自分の食事内容を知る方法（BDHQ）
http://www.ebnjapan.org/bdhqdhq/

【★13】国際連合学識者会議報告
https://www.un.org/en/ga/ncdmeeting2011/documents.shtml

【★14】第５次循環器疾患基礎調査
https://www.mhlw.go.jp/toukei/saikin/hw/kenkou/jyunkan/jyunkan00/gaiyo2.html

【★15】健康な食事
https://www.mhlw.go.jp/stf/houdou/0000096730.html

【★16】スマートミール
http://smartmeal.jp/index.html

【著者略歴】
佐藤達夫（さとう　たつお）
1947年千葉県千葉市生まれ。1971年北海道大学水産学部卒業。1980年から女子栄養大学出版部へ勤務。月刊『栄養と料理』の編集に携わり、1995年より同誌編集長を務める。1999年に独立し、食生活ジャーナリストとして、さまざまなメディアや各地の講演で「健康のためにはどのような食生活を送ればいいか」という情報を発信している。日本ペンクラブ会員、前食生活ジャーナリストの会代表幹事、元女子栄養大学非常勤講師（食文化情報論）。著書に『食べモノの道理』（じゃこめてい出版）ほか多数。

外食もお酒もやめたくない人の「せめてこれだけ」食事術

2020年1月18日　第1刷発行

著　者　佐藤達夫
発行者　江尻 良
発行所　株式会社ウェッジ
〒101-0052 東京都千代田区神田小川町1丁目3番地1
NBF小川町ビルディング3階
電話03-5280-0528　FAX03-5217-2661
https://www.wedge.co.jp/　振替00160-2-410636

ブックデザイン・組版　TYPEFACE（AD：渡邉民人、D：谷関笑子）
印刷・製本　株式会社暁印刷

※定価はカバーに表示してあります。
※乱丁本・落丁本は小社にてお取り替えいたします。

ISBN978-4-86310-220-0　C0036